健康上海绿皮书

（2022）

王玉梅　杨雄　主编

上海人民出版社

目 录

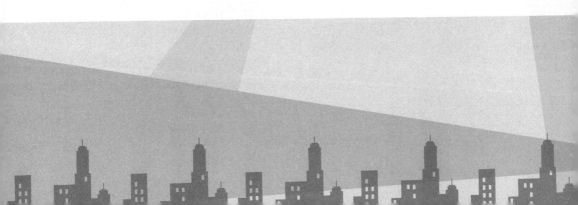

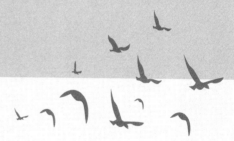

健康保障

健康环境

健康产业

健康能级

典型案例

前　言

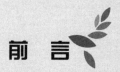

　　2022 年是爱国卫生运动开展 70 周年，也是健康上海行动的重要节点。严峻的新冠疫情对经济社会发展产生了重大的影响，触发了国家对公共卫生体系的思考，也让更多的人意识到健康生活方式的重要性。为了更好地推动健康上海建设，更系统地观测健康上海建设的现状和趋势，客观评价健康上海建设水平，及时发现问题与瓶颈，总结经验和规律，上海社会科学院健康经济与城市发展研究中心每年组织编写《健康上海绿皮书》。

　　《健康上海绿皮书（2022）》延续了以往的基本架构，全书紧紧围绕《健康上海行动》的中心工作，聚焦健康上海"普及健康生活、优化健康服务、完善健康保障、建设健康环境、发展健康产业、提升健康能级"六大战略举措，通过总报告与分报告相结合的方式，力求以翔实的数据、客观的分析，深入探讨健康上海建设并提出有针对性的政策建议。

　　总报告板块中，《健康上海行动监测评估（2021）》对近两年健康上海建设的现状与进展进行了综合评估，掌握健康上海行动的推进实施成效和各项指标完成情况，全面、客观、科学地反映健康上海行动的实施情况与水平。分报告立足于健康生活、健康服务、健康保障、健康环境、健康产业、健康能级六大领域，从细处出发，深入剖析健康上海建设的各个领域进展，如对市民健康行为的监测调查、对儿童青少年健康教育现状的梳理、对重大传染病医疗救治体系的建设思考、对多层次医保体系的研究、对中药材质量监管的调查研究、对生物医药产业创新竞争力的剖析、对医院人工智能的应用进展分析等。案例部分介绍了市级医院的五大新城重点项目布局。

本书在研究和编撰过程中，得到了上海市卫生健康委员会、上海市医疗保障局、上海市市场监督管理局、上海市健康促进中心、上海市科技艺术教育中心、上海市生物医药产业促进中心、上海市卫生和健康发展研究中心、上海市药品和医疗器械不良反应监测中心、上海交通大学中国医院发展研究院、复旦大学公共卫生学院、同济大学建筑与城市规划学院、上海应用技术大学经济与管理学院、上海健康医学院等单位的支持和帮助，在此一并表示感谢。

上海社会科学院健康经济与城市发展研究中心

2022 年 1 月

总报告

健康上海行动监测评估（2021）

"健康上海行动第三方监测评估"课题组 *

为贯彻落实《健康中国行动（2019—2030 年）》和《健康中国行动监测评估实施方案》，推进实施《健康上海行动（2019—2030 年）》，掌握健康上海行动的推进实施成效和各项指标完成情况，全面、客观、科学地反映健康上海行动的实施情况与水平，上海社会科学院健康经济与城市发展研究中心作为第三方评价机构，用科学、专业的方法对 2021 年健康上海行动的推进工作进行监测评估。

一、健康上海行动监测的阶段性推进与评估方法

评估工作分为几个阶段：明确项目任务与基本研究框架，探讨、论证健康上海行动监测评估指标体系；利用问卷调查方式采集个人和社会性倡导指标数据；实地走访健康上海行动推进落实的相关职能部门，包括市卫生健康委员会健康促进处、疾控处、医政处、规划处、食品处、基层卫生健康处、老龄处、妇幼处、职业处、中医药传承发展处、中医监管处、综合监督处、信息化管理处、外事处等，以及市体育局、市医保局、市生态环境局、市教委等相关委办；各职能部门和单位进行自评

---

* 主要执笔人：孙洁、林兰、尚勇敏、虞震、顾丽英，均为上海社会科学院科研人员。

自查，完成相关领域或专项行动的评估总结报告，并采集相关数据，最终形成《健康上海行动监测评估（2021）》报告。

评估方法包含自评自查、现场调研、座谈交流、问卷调查、专家咨询等多种方式。在健康上海行动的监测评估指标探讨过程中，充分听取专家意见，进行了多次的整理、归纳和论证。对于部分无法直接获取的个人和社会性倡导指标，采用问卷方式，用控制式的测量对需要研究的指标进行度量。此外，健康上海行动的监测评估不仅仅基于客观的指标数据分析，还需要结合各部门开展的专项行动实践进行综合评价，全面有效地反映健康上海行动的年度推进。

二、健康上海行动监测评估指标体系的构建

"健康上海行动监测评估指标体系"以国家的指标体系为底本制定，分为健康影响因素控制、重点人群健康促进、重大疾病防控、健康服务与保障、健康水平、健康产业六大板块；在国家监测指标体系五大板块的基础上，增补"健康产业"板块；在国家32项指标的基础上，增补32项地方监测指标和6项地方问卷调查指标，指标数总计70项。此外，考虑到上海"后医学时代"城市经济发展、生活环境改善、居民健康观念改变、人口老龄化进程加快以及大健康产业兴起等现实情况与发展趋势，在原有70项指标的基础上，拓展了未来可能纳入监测评估的指标49项（详见表1）。

具体而言，在"健康影响因素控制"一级指标板块，新增：居民掌握基本的急救知识和技能；鼓励开展群众性应急救护培训，取得培训证书的居民比例（%）；个人定期记录身心健康状况；居民合理用药知晓率（%）；成人肥胖增长率（%）；成年人维持健康体重；居民超重、肥胖的增长速度；人均每日食盐摄入量（g）；成人均每日食用油摄入量（g）；人均每日添加糖摄入量（g）；蔬菜和水果每日摄入量（g）；每日摄入食物种类（种）；鼓励个人至少有1项运动爱好或掌握一项传统运动项目，

表1 健康上海行动监测评估指标体系

一级指标	序号	三级指标	是否国家指标	是否上海增补指标	是否未来拓展指标	是否调查问卷指标
健康影响因素控制	1*	居民健康素养水平（%）	√			
	2*	建立医疗机构和医务人员开展健康教育和健康促进的绩效考核机制	√			
	3*	建立并完善健康科普专家库	√			
	4*	建立并完善健康科普资源库	√			
	5*	构建健康科普知识发布和传播机制	√			
	6*	经常参加体育锻炼人数比例（%）	√			
	7	人均体育场地面积（平方米）		√		
	8	15岁以上人群吸烟率（%）		√		
	9	建设成无烟党政机关（%）		√		
	10	居民心理健康素养水平（%）		√		
	11	精神科执业（助理）医师（名/10万人）		√		
	12	居民饮用水水质达标率（%）		√		
	13	农村自来水普及率（%）		√		
	14	农村卫生厕所普及率（%）		√		
	15	城市生活垃圾无害化处理率（%）		√		
	16	城市人均公园绿地面积（平方米）		√		
	17	城市空气质量优良天数比率（%）		√		
	18	居民环境与健康素养水平（%）		√		
		居民掌握基本的急救知识和技能			√	√
		鼓励开展群众性应急救护培训，取得培训证书的居民比例（%）			√	
		个人定期记录身心健康状况			√	
		居民合理用药知晓率（%）			√	√
		成人肥胖增长率（%）			√	
		成年人维持健康体重			√	
		居民超重、肥胖的增长速度			√	
		人均每日食盐摄入量（g）			√	

一级指标	序号	三级指标	是否国家指标	是否上海增补指标	是否未来拓展指标	是否调查问卷指标
健康影响因素控制		成人均每日食用油摄入量（g）			√	
		人均每日添加糖摄入量（g）			√	
		蔬菜和水果每日摄入量（g）			√	
		每日摄入食物种类（种）			√	√
		鼓励个人至少有1项运动爱好或掌握一项传统运动项目，参加至少1个健身组织，每天进行中等强度运动至少半小时			√	√
		鼓励公共体育场地设施更多更好地提供免费或低收费开放服务，符合条件的企事业单位体育场地设施全部向社会开放			√	
		城市慢跑步行道绿道的人均长度（m/万人）			√	
		每万人拥有体育健身组织数量（个）			√	
		全面无烟法规保护的人口比例（%）			√	
		二手烟暴露率（%）			√	
		禁烟率（%）			√	
		成人每日平均睡眠时间（小时）			√	√
		道路交通万车死亡率（1/万）			√	
		全市各区鼠、蚊、蝇、蟑螂密度			√	
		抑郁症治疗率（%）			√	
		精神分裂症治疗率（%）			√	
重点人群健康促进	19*	产前筛查率（%）	√			
	20*	新生儿遗传代谢性疾病筛查率（%）	√			
	21*	农村适龄妇女宫颈癌和乳腺癌筛查区县覆盖率（%）	√			
	22	孕产妇系统管理率（%）		√		
	23	3岁以下儿童系统管理率（%）		√		
	24	7岁以下儿童健康管理率（%）		√		
	25*	学生体质健康标准达标优良率（%）	√			

（续表）

一级指标	序号	三级指标	是否国家指标	是否上海增补指标	是否未来拓展指标	是否调查问卷指标
重点人群健康促进	26*	符合要求的中小学体育与健康课程开课率（%）	√			
	27*	中小学生每天校内体育活动时间（小时）	√			
	28*	儿童青少年总体近视率（%）	√			
	29*	学校眼保健操普及率（%）	√			
	30*	寄宿制中小学校或600名学生以上的非寄宿制中小学校配备专职卫生专业技术人员、600名学生以下的非寄宿制中小学校配备专兼职保健教师或卫生专业技术人员的比例（%）	√			
	31*	配备专兼职心理健康工作人员的中小学校比例（%）	√			
	32*	接尘工龄不足5年的劳动者新发尘肺病报告例数占年度报告总例数比例（%）	√			
	33	辖区职业健康检查和职业病诊断服务覆盖率（%）		√		
	34	65岁以上老年人规范化健康管理覆盖率（%）		√		
	35	医养结合机构数量（家）		√		
	36*	二级以上综合性医院设老年医学科比例（%）	√			
	37*	三级中医医院设置康复科比例（%）	√			
		新生儿听力筛查率（%）			√	
		新生儿先天性心脏病筛查率（%）			√	
		主动接受婚前医学检查和孕前优生健康检查			√	
		全市母婴设施标准化率（%）			√	
		重点行业劳动者对本岗位主要危害及防护知识知晓率（%）			√	
		工作场所职业病危害因素检测率（%）			√	
		65—74岁老年人失能发生率（%）			√	
		养老机构以不同形式为入住老年人提供医疗卫生服务比例（%）			√	

（续表）

一级指标	序号	三级指标	是否国家指标	是否上海增补指标	是否未来拓展指标	是否调查问卷指标
重大疾病防控	38	心脑血管疾病死亡率（1/10 万）		√		
	39	70 岁及以下人群慢性呼吸系统疾病死亡率（1/10 万）		√		
	40*	30—70 岁人群因心脑血管疾病、癌症、慢性呼吸系统疾病和糖尿病导致的过早死亡率（%）	√			
	41*	高血压患者规范管理率（%）	√			
	42*	糖尿病患者规范管理率（%）	√			
	43*	乡镇卫生院、社区卫生服务中心提供中医非药物疗法的比例（%）	√			
	44*	村卫生室提供中医非药物疗法的比例（%）	√			
	45	传染病疫情和突发公共卫生事件报告责任落实		√		
	46	健全疾控机构与城乡社区联动工作机制		√		
	47	甲乙类法定传染病报告发病率（1/10 万）		√		
	48	有效控制和基本消除地方病危害（分）		√		
	49*	以乡（镇、街道）为单位适龄儿童免疫规划疫苗接种率（%）	√			
		总体癌症发病率（%）			√	
		总体癌症 5 年生存率（%）			√	
		基本实现癌症高危人群定期参加防癌体检			√	
		艾滋病全人群感染率（%）			√	
		肺结核发病率（1/10 万）			√	
		40 岁及以上居民慢阻肺控制率（%）			√	
		常住人口慢性病毒性肝炎患者的签约管理率（%）			√	
		人群健康体检率（%）			√	√
		18 周岁以上人群新冠疫苗接种率（%）			√	

（续表）

一级指标	序号	三级指标	是否国家指标	是否上海增补指标	是否未来拓展指标	是否调查问卷指标
健康服务与保障	50	每千人口注册护士数（人）		√		
	51*	每千常住人口执业（助理）医师数（人）	√			
	52	每万人口全科医生数（人）		√		
	53	每千人口公共卫生人员数（人）		√		
	54	每千人口医疗卫生机构床位数（张）		√		
	55	千人口献血率（‰）		√		
	56*	个人卫生支出占卫生总费用的比重（%）	√			
	57	基本医疗保险覆盖率（%）		√		
	58	红十字应急救护培训人数		√		
		长护险覆盖率（%）			√	
		中医医院设置治未病科室比例（%）			√	
		全科医师培训覆盖率（%）			√	
		长三角异地就医门诊/住院当期结算人次①（万）			√	
		长三角三级医院检查检验结果互认率（%）			√	
健康水平	59*	人均预期寿命（岁）	√			
	60*	婴儿死亡率（‰）	√			
	61*	5岁以下儿童死亡率（‰）	√			
	62*	孕产妇死亡率（1/10万）	√			
	63*	城乡居民达到《国民体质测定标准》合格以上的人数比例（%）	√			
		人均健康预期寿命（岁）			√	
		市民体质达标率（%）			√	
健康产业	64	健康服务业总规模（万亿元）		√		
		生物医药制造业工业总产值（亿元）			√	

① 上海作为就医地的统计。

参加至少 1 个健身组织，每天进行中等强度运动至少半小时；鼓励公共体育场地设施更多更好地提供免费或低收费开放服务，符合条件的企事业单位体育场地设施全部向社会开放；城市慢跑步行道绿道的人均长度（m/ 万人）；每万人拥有体育健身组织数量（个）；全面无烟法规保护的人口比例（%）；二手烟暴露率（%）；禁烟率（%）；成人每日平均睡眠时间（小时）；道路交通万车死亡率（1/ 万）；全市各区鼠、蚊、蝇、蟑螂密度；抑郁症治疗率（%）；精神分裂症治疗率（%）共计 24 项指标。

在"重点人群健康促进"一级指标板块，新增：新生儿听力筛查率（%）；新生儿先天性心脏病筛查率（%）；主动接受婚前医学检查和孕前优生健康检查；全市母婴设施标准化率（%）；重点行业劳动者对本岗位主要危害及防护知识知晓率（%）；工作场所职业病危害因素检测率（%）；65—74 岁老年人失能发生率（%）；养老机构以不同形式为入住老年人提供医疗卫生服务比例（%）共计 8 项指标。

在"重大疾病防控"一级指标板块，新增：总体癌症发病率（%）；总体癌症 5 年生存率（%）；基本实现癌症高危人群定期参加防癌体检；艾滋病全人群感染率（%）；肺结核发病率（1/10 万）；40 岁及以上居民慢阻肺控制率（%）；常住人口慢性病毒性肝炎患者的签约管理率（%）；人群健康体检率（%）；18 周岁以上人群新冠疫苗接种率（%）共计 9 项指标。

在"健康服务与保障"一级指标板块，新增：长护险覆盖率（%）；中医医院设置治未病科室比例（%）；全科医师培训覆盖率（%）；长三角异地就医门诊 / 住院当期结算人次（上海作为就医地的统计）（万）；长三角三级医院检查检验结果互认率（%）共计 5 项指标。

在"健康水平"一级指标板块，新增：人均健康预期寿命（岁）；市民体质达标率（%）共计 2 项指标。

在"健康产业"一级指标板块，新增：生物医药制造业工业总产值（亿元）1 项指标。

三、健康上海行动建设的总体进展与成效

（一）各重点领域的总体进展

健康上海行动各个层次的应用包括：第一层次，个体内在的健康环境，涵盖了各类健康指标，是指向于内在的基础性环节。第二层次，是个人生活行为习惯，很多疾病的产生与管理与个人行为密切相关，习惯、情绪、社会规范等都会影响人们的健康决策，比如健康知识的普及、合理膳食、全民健身、控烟、心理健康促进等。第三层次，是影响健康的社区环境，包括很多直接因素，如高效的医疗服务、完善的公共卫生服务体系、优化的医药供给格局、健全的医疗保障体系等。第四层次，是影响健康的社会、经济、文化环境，包括优良的大气、水、土壤环境，完善的食品药品安全环境，以及快速发展的产业环境等。此外，在信息化手段、区域一体化策略以及健康国际化路径方面，健康能级在不断提升。

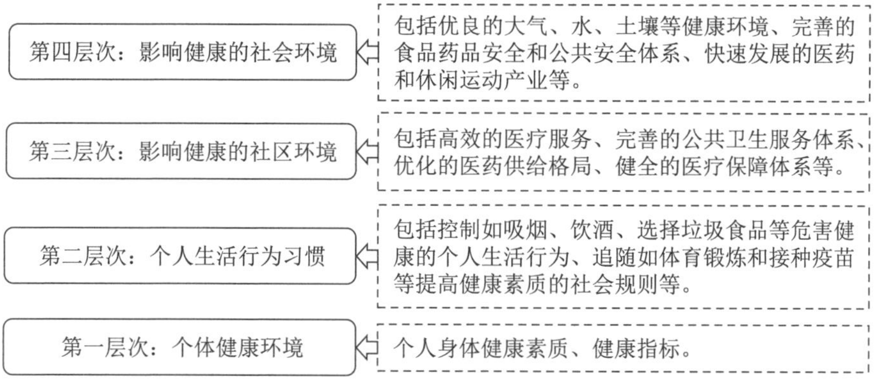

第四层次：影响健康的社会环境	包括优良的大气、水、土壤等健康环境、完善的食品药品安全和公共安全体系、快速发展的医药和休闲运动产业等。
第三层次：影响健康的社区环境	包括高效的医疗服务、完善的公共卫生服务体系、优化的医药供给格局、健全的医疗保障体系等。
第二层次：个人生活行为习惯	包括控制如吸烟、饮酒、选择垃圾食品等危害健康的个人生活行为、追随如体育锻炼和接种疫苗等提高健康素质的社会规则等。
第一层次：个体健康环境	个人身体健康素质、健康指标。

图1　健康上海行动的四个层次应用体系

1. 从健康促进的源头入手，关注影响健康的行为和生活方式

利用多渠道、全媒体的各种方式广泛宣传医学知识和健康意识，形成全社会关注健康、促进健康的良好氛围。尤其在饮食、运动、心理调适等方面，针对性地进行宣传、评估和干预指导。推动合理膳食，开展

健康食堂创建、上海市居民膳食与健康状况监测、营养健康宣传、学生营养教育干预等工作。以黄浦、长宁、普陀、闵行、金山、松江、奉贤等 7 个区作为监测点，开展居民营养健康知识知晓率调查，营养知识平均分和知晓率全国最高。完善全民健身的硬件设施和服务保障。2021 年共建成市民健身步道 107 条、市民益智健身苑点 743 个、市民多功能运动场 98 片。试点建设职工健身驿站 20 个。开展社区体育服务配送，全年共完成健身技能培训、科学健身讲座配送 9742 场次，实现街镇全覆盖，服务市民约 22 万人次。市民体质达标率继续稳居全国前列。基本建成覆盖全人群、全生命周期的社会心理服务体系。截至 2021 年底，28 家精神专科医院、28 家二级以上综合性医院开设精神 / 心理科，351 个社区心理健康咨询点面向民众提供服务，精神障碍患者日间康复照料机构（阳光心园）214 家，覆盖全市所有街镇。教育部门基本完成大中小学心理咨询中心（室）设置全覆盖，心理健康教育开课率达到 100%。

2. 立足于全人群的健康促进，完善医疗卫生服务供给

关注妇女、儿童、老年人等各类重点人群，从疾病的预防和治疗到慢性病和重大传染病的防控，强化覆盖全民的公共卫生服务，创新医疗卫生服务供给模式，发挥中医"治未病"的独特优势。

加强妇女、儿童全生命周期健康管理。强化母婴安全，危重孕产妇、危重新生儿抢救成功率分别为 99.5% 和 92.6%。妇幼健康能力建设得到加强，尤其是五大新城和郊区产科、儿科资源配置。全市提供儿科诊疗服务的医疗机构从 308 家增至 395 家，其中社区卫生服务中心从 157 家增至 244 家，基本实现全覆盖。儿科医联体签约机构从 284 家增至 324 家，签约率 99.4%。近几年特别关注儿童近视防控，加强屈光发育建档，0—6 岁儿童眼保健和视力检查覆盖率为 99.6%。2021 年全市儿童青少年总体近视率为 60.0%，较 2020 年下降 1.2 个百分点，但仍处于高位，距离国家目标仍有较大差距。构建 3—2—1 三级老年医疗服务体系网络。

建立了以护理院、护理站、养老机构设置医疗机构为托底，老年医学专科和区域老年医疗中心为支撑，上海老年医学中心为引领的三级老年医疗护理服务体系。全市家庭医生"1+1+1"① 签约老年人超过420万人，其中评估2—6级的失能老年人签约率超过九成。2021年底，全市医养结合机构数量达到333家。在新型互联网条件下，推进智慧医养服务，部分机构如"徐汇云医院"已面向37家养老机构提供远程诊疗服务。嘉定区第一社会福利院等6家医养结合机构纳入全国首批老龄健康医养结合远程协同服务试点机构。推进老年友善医疗机构建设，涉及的具体指标包括环境步道、字体、老花镜、智慧大屏等。建设完成534家老年友善医疗机构，重点机构建设率达到85%，提前完成国家2022年建设要求。提升职业病防治监测能力。初步建成覆盖职业卫生工作全流程且数据共享的信息化系统，构建防治一体（疾控与职业健康检查机构）、上下协同（上海与国家全民健保系统、市与区）监测网体系。在职业健康指标常规监测方面，截至2021年9月15日，共开展职业健康检查472889次，完成个案卡报告465785张，报告率98.5%。在放射卫生监测项目上，全市放射工作人员职业健康检查率99.98%，个人剂量监测率100%。探索健康园区建设上海模式，以上海化学工业区、上海国际医学园区、松江综合保税区为试点率先启动健康园区建设，推进园区集约化健康管理。

完善"以人为核心"的慢性病综合风险评估、筛查和管理机制。在3家社区完成市级健康管理支持中心建设，在48家社区开展血压、血糖、体质指数（BMI）、肺功能、症状及生活方式等监测与随访管理服务的标准化服务技术应用。全市累计标准化服务120余万人次，健康管理各类监测指标异常检出率普遍提高10—20个百分点。心脑血管疾病防治方面，脑卒中综合防治服务网络"扩容增能"，每年更新发布"上海市脑卒

---

① 指"一名社区医生＋一家区级医疗机构＋一家市级医疗机构"提供的服务。

中急救地图"。研制心脑血管疾病相关检测标准化技术。癌症防治方面，持续开展肿瘤登记与管理，持续开展第四轮社区居民大肠癌筛查。糖尿病防治方面，以糖尿病等重点慢性病为切入点，逐步完善"医防融合、全专结合、分级诊疗"的慢性病全程管理和服务体系。开展糖尿病前期精准化生活方式干预工作。慢性呼吸系统疾病防治方面，实施基层呼吸系统疾病早期筛查干预能力提升项目，截至 2021 年 8 月底，共有 228 家社区卫生服务中心配备了便携式肺功能仪，占比为 94%。

在传染病及地方病防控方面，构建了公共卫生病原检测实验室网络，市区两级疾控已完成建立战时能在 12—24 小时内高质量运行的一体化、全负荷病原检测的实验室网络，新冠病毒日检测量达到 45000 份，达标率 100%。建立了新发突发传染病病原体检测中心和平行实验室。建设高通量、多病原体宏基因组测序分析报告平台，最快可在 17 小时内完成新冠病毒全基因组测序，用于支撑上海大量输入新冠病例测序的全覆盖。构建了疾控机构和临床医疗机构在公共卫生病原学检测、预警的联动体系。依托华山医院感染科建立的病原体检测平行实验室，已形成 8 个技术平台 9 种精准技术的病原学诊断平台，建立了高通量测序分析报告平台系统。在新冠疫情防控方面，建设了"上海市公共卫生突发事件应急处置系统—现场调查处置（流行病学调查）模块"。建立了包含市/区疾控、社区、医院 3100 人的流调梯队。初步建成传染病综合监测体系，涵盖腹泻病综合监测、呼吸道感染综合监测、发热伴出血、皮疹和神经系统症候群监测。

建立中医药传播平台，加强中医药宣传与素养提升。成立中医药文化科普巡讲团，龙华、曙光、岳阳、市中医四家医院发挥中医医联体牵头单位辐射带动作用，覆盖全市 16 个区试点建设中医药健康文化知识角。开展"一区一品牌"重点基地建设，推出 20 个社区中医特色诊疗服务品牌。全市 100% 家庭医生团队中均有 1 名中医类别医师或可提供中医药服务的临床医师并提供中医药服务。提升治未病服务能力，制定慢病人群、亚健康人群及妇幼人群等系列中医药特色治未病服务技术包。

3. 完善医疗保障管理服务体系，实现医疗保障的长期可持续能力

建立新冠病毒疫苗及接种费用专项资金，在疫苗的采购预付以及疫苗和接种费用的按时结算等方面，做到钱等苗，率先在全国完成了国家数据清算任务，充分保障疫苗及接种费用。2021年在专项资金范围内，共完成新冠病毒疫苗接种4923.54万剂次。

深化医保支付方式改革。全面推行DRG（按疾病诊断相关分组付费）/DIP（按病种分值付费）国家试点，基本实现了符合条件定点医疗机构的试点全覆盖。其中，2021年DRG试点市级医疗机构由5家拓展至27家，黄浦、徐汇、宝山、金山、青浦等5区纳入DIP试点范围。试点工作赋能医改效应明显释放。探索向中医药和医疗康复领域延伸试点。按病种付费和符合本市特点医保支付方式的试点，支持海派中医药传承发展。

推进医保目录结构优化，向国家医保局推荐上海企业生产研发的27个创新药品纳入国家医保药品目录。适度扩大诊疗项目医保支付范围。新增28个医疗服务项目纳入了医保支付范围。对其中3个项目，同步试点医保诊疗项目、医疗质量和疗效按绩效付费，提高医保基金使用效率。

加强对药品、耗材价格监管。共有106个通用名药品采购成功，中选价格平均降幅超过50%；其中，胰岛素专项集采中选产品价格平均降幅48%。冠脉球囊类医用耗材的中选产品价格平均降幅达81.8%。加强药品价格精细化和科学化的综合监管，建立药品零售价格的监测预警"红黄线"。引导并支持上海医药商业行业协会开发零售药店药品价格信息采集系统。发布上海药品采购价格指数，为政府和社会各方准确了解上海药品价格整体水平变化趋势，评估药品管理政策的实际效果、及时有效应对价格异动提供信息基础和科学依据。

4．建设健康环境，最大限度地减少外界不良因素对健康的影响

开展大气、水、土壤等污染防治，加强食品药品安全监管，建设健康城市和健康村镇。开展大气、水、土壤等污染防治。2021年实现了环境空气质量六项指标连续两年全面达标，全市环境空气质量指数（AQI）优良率为91.8%，同比上升3.8%，优级天数125天，优良率和优级天数均为历年最高。2021年是第八轮环保三年行动计划实施的第一年，其中水环境保护专项共安排27个项目，至2021年底基本完成6项，其中5项是污水治理工程，在建19项。上海已形成石洞口、竹园、白龙港、杭州湾、嘉定及黄浦江上游、崇明三岛六大污水治理区域。2021年城镇污水处理量达831.1万立方米/日。农村生活污水治理设施建设持续推进，2021年共完成涵盖2万农户的农村生活污水处理设施建设，服务农村人居环境改善。建立《上海市建设用地土壤污染风险管控和修复名录》并定期更新。加强食品药品安全监管。2021年全市主要食品的食品安全总体监测合格率为99.7%，市民食品安全基本知识知晓度评分为87.3分，市民食品安全状况总体满意度评分为88.9分，同比均有提高。区级层面，首批创建的浦东新区、徐汇区和闵行区顺利完成国家食品安全示范城市评价验收，已有浦东新区、金山区、崇明区、嘉定区共4个涉农区创成国家农产品质量安全县，松江区、青浦区开展第三批国家农产品质量安全县创建。围绕推动药品耗材集中招采常态化、制度化，完善药品供应保障，加强药品集中招标采购质量监管、建设和完善药品追溯监管平台、继续推进仿制药质量和疗效一致性评价。强化交通污染防治，加速推进城市公共领域用车电动化，推进新能源公交车、出租车应用。2021年更新1025辆公交车全部采用新能源。

5．发展健康产业，提升生物医药创新动力

由于健康产业覆盖面广、产业构成复杂、涉及部门和主体较多，健康产业的范围与边界、产业属性与发展规律、新兴业态与特点等问题仍

需要深入研究。在实践领域，重点提升生物医药产业发展水平，积极发展休闲健身产业，鼓励支持医疗旅游等健康服务新业态。其中，生物医药产业发展态势强劲。在产业规模上，2021年上海生物医药产业规模超过7000亿元，其中制造业产值1712亿元，同比增长12%。产业PE（私募股权投资）/VC（风险投资）规模居全国第一，上海生物医药基金总目标管理规模达500亿元。在空间格局上，进一步明确以张江生物医药创新引领核心区为轴心，以临港新片区精准医疗先行示范区、东方美谷生命健康融合发展区、金海岸现代制药绿色承载区、北上海生物医药高端制造集聚区和南虹桥智慧医疗创新试验区为依托的"1+5+X"生物医药产业空间布局。2021年开启首届上海国际生物医药产业周，集聚了一批具有国际影响力的顶尖科学家、企业家、投资人、医务工作者，打造了世界级的品牌活动。

6. 立足于科技支撑、区域联动和对外交流，提高健康能级

科学技术的助力提高了管理和服务水平。上海"健康云"构建起协同高效的整合型健康服务体系，为市民提供健康档案查询、家庭医生签约、慢病管理、预约挂号、疫苗接种、亲情账户等26类58项健康服务。整合了基层社区卫生服务的智慧健康驿站，将产生的健康数据通过上海"健康云"汇集到民众健康账户，专业人员根据检测结果，帮助民众对接适宜的健康服务资源。信息化手段的利用在提高医疗资源利用效率、传染病的监测预警、卫生监管、食品药品安全监管等方面都发挥了重要作用。疫情期间互联网医疗也得到快速发展，2021年新增互联网医院29家，互联网医院总数增至76家。在长三角联动方面，医保一体化建设不断深化，在示范区内探索"区域就医免备案、经办服务一站式、电子凭证一码通、网上医保在线付、异地审核协同化"；深化异地门诊结算，门诊费用直接结算已覆盖长三角全部城市和医疗机构；在长三角区域内"有计划逐步实现药品目录、诊疗项目、医疗服务设施目录的统一"，初步

形成"长三角三省一市基本医疗保险医疗服务项目（诊疗项目、医疗服务设施）支付目录（2021版）"。推动长三角体育全方位一体化融合发展，出台《长三角地区体育一体化高质量发展的若干意见》，筹划建设长三角体育资源交易平台。探索长三角公共卫生监督技术服务一体化发展，推进公共卫生监督技术服务标准体系建设，以及公共卫生监督技术服务质控平台建设。推进区域交通污染共治，完善"长三角区域机动车环保信息服务平台"数据。在对外交流和国际化方面，中医药发挥了重要作用。如中医药"一带一路"建设，疫情期间，中国—泰国中医药中心、马耳他中医中心、毛里求斯中医中心及太极健康中心积极参与协助当地疫情防控工作。再如，主导和参与中医药国际标准制定，2021年国际标准化组织中医药技术委员会（ISO/TC 249）发布11项中医药国际标准，其中4项由上海中医药大学专家主导制定。ISO/TC 249成员增至46个，中医药国际标准的影响力进一步扩大。

（二）健康上海行动的主要成效与经验做法

1. 协同化的机制为跨领域、跨部门、跨区域的合作提供支撑

顶层设计为部门协作奠定基础。上海市爱国卫生运动委员会（上海市健康促进委员会）不断完善多部门协作机制，细化落实《健康上海行动组织实施和考核方案》，推动把"健康上海行动"执行情况纳入各级党委和政府考核内容，成立"健康上海行动"专家咨询委员会，组建18个专项行动组。

跨领域、跨部门、跨区域的协同实践扎实推进。在合理膳食方面，18个委办局共同成立上海市国民营养健康指导委员会，建立和完善以政府引导，科研机构、大专院校、学（协）会和企业等多方联合产学研一体化的上海市营养创新平台。在区域的联动方面，长三角在很多领域都有更广泛、深入的合作，如公共卫生监督、医保一体化建设、体育高质量发展、交通污染共治等方面。

2．下沉式的资源为基本公共服务"兜底"保障

基本公共服务是保障和改善民生的一张基础安全网。一是，社区卫生服务中心不断提升基层服务能力。2021年上海建成首批41家示范性社区康复中心，能提供内容全面的康复服务，涵盖神经系统、骨—关节系统、慢性疼痛、儿童、老年、肿瘤、中医康复治疗等，并根据各自特点拓展辖区的康复特色服务，比如儿童脑瘫康复、盆底康复、心理康复等。"十四五"期间，上海将基本实现社区卫生服务中心社区康复中心全覆盖，促进康复功能全面融入社区卫生基本服务。二是，区域医疗中心建设集结更多优质资源，办好"家门口"的医院。2020年，市卫生健康委认定了第一批22家服务能力较强、覆盖人口多、辐射范围大、分级诊疗基础好的医院作为首批区域性医疗中心。2021年认定了第二批21家区域性医疗中心建设单位。它们在疫情防控和日常医疗服务中发挥了不可替代的重要作用。三是，体育健身设施实现城乡社区全覆盖。上海不仅拥有一批高质量的体育运动场馆，也十分重视市民身边的体育健身环境。2021年，推进都市运动中心、长者运动健康之家、市民健身驿站等新型健身设施项目，健身空间不断向新领域拓展。深化"体绿""体农""体养"① 等结合，鼓励公园绿地市民健身体育设施建设、农村体育健身设施建设、长者运动健康之家建设；支持各区利用废旧厂房、仓库、闲置用地、商场、楼宇、高架桥下等空间建设体育设施。

3．首创性的举措打造具有上海特色的新模式、新路径

（1）建立上海特色的"运动促进健康"新模式

为贯彻落实习总书记"推动健康关口前移，建立体育和卫生健康等部门协同、全社会共同参与的运动促进健康新模式"重要讲话精神，建

---

① "体绿"指运动与绿地结合，"体农"指运动与农村建设结合，"体养"指运动与康养结合。

立上海特色的运动促进健康新模式，2021年出台了《上海市运动促进健康三年行动计划（2021—2023年）》，成为全国首个探索运动促进健康新模式的专项计划，包含了市民体育健身设施升级、长者运动健康之家建设、运动健康师试点培育等在内的12项重点任务。其中，长者运动健康之家是上海在全国最早推出的面向老年人的社区多功能健身场所，2021年底建成不少于30家，并逐步示范推广。职工健身驿站以嵌入式、多功能、智能化、公益性的室内健身场所为平台，加强职工体育服务。

（2）探索特大型城市生态环境与健康管理路径

选取青浦区（长三角生态绿色一体化发展示范区）、崇明区（世界级生态岛）、黄浦区和徐汇区（典型中心城区）等作为试点区，探索"健康"融入环境管理。开展大气环境与健康管理试点，建立并试点发布环境空气质量健康指数，逐步构建涵盖常规空气质量因子和健康影响风险因子的大气环境监测网络。开展交通环境监测与健康管理试点，提出并构建适用于大型城市的交通环境空气监测网络，评价交通型大气污染主要污染物（如NO_2、PM2.5等）的人群暴露水平。构建交通污染健康评估体系，提出并试点发布交通环境健康指数。开展风险源调查与健康管理试点，原先的水断面监测，加入了人的健康因素，开展新型污染物如抗生素、环境激素、含氟化合物等的监测。开展环境健康重点实验室建设，进行新型污染物（如抗生素、环境激素、新增持久性有机污染物等）人体健康暴露效应、生态环境与健康影响、风险评估及其控制技术对策研究。

（3）各领域开创"从无到有"的上海实践

比如，在疫苗综合管理方面，建立国内首创的"全流程"疫苗追溯管理体系，覆盖了疫苗的生产、配送和使用全过程，2020年以来通过整合预防接种信息、疫苗流通信息、公众服务信息等，基本实现扫码接种信息化操作完成疫苗全程可追溯、预约接种、在线宣教等功能，数据间五码联动、互联互通、统一高效。建立行业领先的"全覆盖"免疫规划标准体系，包括预防接种、疫苗管理等数据集的数据标准、免疫规划信息系统功能规范的功能标准和疫苗追溯信息交互技术规范的交互标准。在长期护理保险试点方面，上海在全国较早探索和推出长护险。2019年在国家扩大试点的同时，上海发挥先行先试作用，在全国率先走出一条保障失能人员长期照护的新路。在服务对象上，老人经评估达到一定失能等级，包括轻、中、重度在内均纳入；在资金筹集上，从职工医保基金中调剂1个百分点（2020年约100多亿元）用于长护险，在居保基金中调剂使用10亿元；在服务内容上，提供42项基本生活照料和相关医疗护理。试点以来，上海形成了稳定的长护险服务供给市场，失能老人获得实惠的同时，也带动了护理服务机构发展，促进了就业尤其是郊区农村富余劳动力转移。在安宁疗护①领域，作为全国最早开展安宁疗护的地区，上海已形成以社区卫生服务中心为网底，区域医疗中心与医联体为支撑，护理院、社会办医疗机构为延伸，机构与居家相结合的多元化服务体系，所有社区卫生服务中心均已开展安宁疗护服务，患者及家属满意度始终维持在98%以上。

4. 前瞻性的理念不断丰富和拓展创新服务内涵

一是，工作重心发生变化，内涵不断拓展延伸。比如，在精神卫生服务领域，已经从"以精神疾病防治为中心"向"全人群全生命周期心理健康服务为中心"转变，不断拓展创新社会心理服务内涵。在职业健康领域，充分践行"大卫生、大健康"理念，工作内容已从传统10大类132种法定职业病的预防控制，逐步延伸到工作相关疾病以及职业人群的急性、慢性疾病和职业伤害等问题预防中。二是，工作思路更加明确、聚焦。比如，在产业发展层面，上海作为创新策源地不断攻坚克难。2021年上海出台了《关于促进本市生物医药产业高质量发展的若干意

---

① 专业术语，指疾病终末期或老年患者在临终前提供的医疗服务。

见》，对比苏州、无锡高新区、杭州、宁波、广州、深圳、成都等其他城市和区域的相关政策发现：上海对资助对象创新要求高，范围小，但一次性资助力度更大。新出台的政策集中支持尖端和前沿创新，更加强调生物医药的高端化、绿色化、智能化发展，体现出上海高度。

5. 信息化的支撑提高了管理能级和服务水平

（1）信息化方案提升医疗卫生服务水平

在医疗服务方面，依托健康信息网和医联平台，实现公立医疗机构检查检验互联互通互认。目前全市各级各类医疗机构医生工作站已 100% 接入，检查检验互认项目达 111 项，市级医院互认率达到 96.2%，区级医院达到 94.9%，显著提高医疗资源利用效率。实现公立医疗机构医疗付费"一件事"全覆盖。可通过多种移动付费渠道付费，实现就医"脱卡扫码"支付；如患者绑定银行卡，更可享受诊疗全过程"信用就医无感支付"。2021 年，全市申领并激活个人医保电子凭证人数达近 1088 万人，信用就医签约逾 37 万人。在社区卫生服务方面，智慧健康驿站整合了社区卫生服务、社区体质监测等各方资源，民众可自主选择进行 11 项自助健康检测、11 项自助体质检测和 15 项健康量表自评服务，2021 年，已建成 195 家智慧健康驿站。在新冠疫情防控方面，通过"动态观察—智能研判—精准追溯—智慧管控—AI 导诊—数字核酸——一码放行"，无缝对接防疫管理的各个环节，形成全流程智能化的立体防控体系。利用移动互联技术重构业务服务模式，以线上预约完成居民实名认证等前置手续的办理，并生成用于现场核验的"二维码"凭证，分解线下信息登记与认证的压力，个人信息登记与样本记录速度可达 15 秒 / 人。"健康码"及配套使用模式，累计赋予红、黄码 3057 万人次，且相关数据全面支撑"上海健康云""随申办"App 和微信及支付宝小程序等第三方服务。截至 2021 年，"健康码"累计使用次数超 25 亿次，累计用码人数超 6700 万人。在传染病综合监测方面，2014 年起上海在国内率先研制建设了基于医院电子病历的传染病网络直报系统（简称"疫情直推系统"）。2020—2021 年，疫情直推系统覆盖各级各类医疗机构与市区疾病预防控制中心 500 多家，占全市网络直报医疗机构比例超过 98%。系统开通使用账户 6 万余个，累计实时直推传染病病例 5 万余例，实现了从医院信息系统和区域健康档案信息平台自动、动态采集和整合传染病数据。基于大数据的综合监测系统为传染病疫情报告和管理工作提质增效，为传染病监测数据挖掘分析与预警预测奠定基础。

（2）智慧场景和系统开发提高监管能级

在"智慧卫监"的应用场景开发方面，已有 8 个主题共 20 个可视化监管场景初步建成。如推进医疗废物全程可追溯的监管闭环场景建设，实现医疗废物从产生到处置结束全生命周期数据记录展示，逐步建立医疗废物风险管理模式。完善生活饮用水可视化监管，以全市居民住宅小区为单位，持续推进居民住宅小区生活饮用水"扫码知卫生"，基本实现二维码全覆盖，以模块化、可视化、智能化的方式实现全市层面的生活饮用水卫生监督的组织、协调、研判和处置。建成长三角非法行医追踪监控主题，已对接上海市实有人口库，完成苏州、嘉善两地非法行医处罚信息互通共享，助力无证行医违法行为排查。在食品安全方面，探索创新治理，扩大实施食品安全信息追溯管理的品种，推进食品安全网格化管理纳入城市运行"一网统管"建设，拓展食品安全领域数字化转型应用场景。在药品监管方面，推进"上海市药物警诫数据管理系统"建设，在数据治理功能模块，对集采中选药品专门设立管理类别，对药品、疾病、症状及 ATC 编码进行 AI、人工干预双重数据治理，提升数据治理质量，强化对集采中选药品不良反应监测数据的信号挖掘。

（3）数字赋能医保公共服务提供更多便利

医保支付赋能"互联网+"医疗服务发展。将定点医疗机构开设的互联网医院纳入医保；对常见病和慢性病复诊服务试行医保支付，并实现医保在线结算；完成市级 120 急救车的"智慧急救 120 医保直接结算"应用场景建设，实现医保"车上移动支付"，提高就医便利。截至 2021 年底，互联网医院在线结算 81.38 万人次。此外，医保大数据用以支持城市补充商业保险"沪惠保"的开发和理赔。

（4）学校卫生信息化平台建设支持学生健康监测与干预

建立了五大信息化平台：中小学生健康监测平台，主要包含面向中小学的学生体检数据报送以及学校卫生评价调研；学校因病缺课缺勤网络直报系统，面向中小学和托幼机构，拥有异常症状、传染病、发热处置、每日催报、应急响应提醒、数据统计等功能；学校食品安全信息管理平台，"采集端"系统包含订餐管理、配送验收、留样/废弃物、食安追溯、食安预警、证件监管等工作，"监管端"系统集数据监测管理、报表数据统计分析、预测预警、应急指挥及数据可视化于一体；高校卫生保健公共管理平台，面向 64 所高校，实现 10 类数据采集，包括高校卫生概况、传染病信息、医疗保障信息等；学校健康教育与公共安全宣教系统，提供线上宣教资源展示、健康知识网上竞答、学生作品征集以及电子证书管理等功能。在平台的数据支撑基础上，建立了数据报送机制、信息沟通机制、应急响应机制，推进了异常情况处置跟踪。

四、存在的问题与困难瓶颈

（一）体制机制层面的障碍

1. 资源整合需要更好的跨部门、跨行业、跨区域协同

"健康上海行动"需要很多跨部门、跨行业、跨区域的尝试，资源如果不整合很难取得长期效益，单一部门无法落地执行。比如在心理健康促进方面，进社区、进学校、进企业等多部门合作和工作网络的构建需要更强有力的机制保障。在学校健康促进方面，学校卫生教师的工作职能还需要更好地与卫生部门协同。因为卫生专业技术知识更新快、处

置标准更新快，学校卫生教师在这方面比较欠缺，需要专业人员定期予以指导和帮助。在健康服务业园区发展方面，医疗机构的审批权限在卫健委，但产业管理部门归属经信委、科委等，各个园区又多由各区属国资企业运营如枫林集团、新虹桥国际医学中心建设发展有限公司等，只有各职能部门和企业协同发力，才能更好地推进健康服务业发展。在传染病预警方面，应进一步加强信息共享机制。传染病预警具有多点出发、多渠道预警特点，教育部门、海关、药房检测数据等，对传染病的早期预警都产生巨大作用，在多元数据共享方面，应建立多层级检测预警系统，与海关系统、气象系统等相关部门的深入对接，是后期需要进一步考虑的问题。在长三角一体化合作方面，需要更好地发挥各地的优势和积极性。

2. 可持续地推进需要更有效的基层激励

"健康上海行动"，从某种意义上看是"无所不包"的。每个单位都有自己的基础工作，健康上海行动如何对这些部门产生实质性的工作帮助或推进，需要更为有效的基层激励手段才可能得以持续。但是目前需要各部门配合、可持续推进工作的立足点不是特别清晰，缺少有力的抓手。

（二）客观制约造成的短板

1. 需求升级背景下，服务能级亟待提升

社会政策体系重经济保障轻服务保障的格局不利于彰显社会政策的健康效应。现行以社会保障为核心内容的社会政策体系主要目的是为公众提供经济保障以应对失业、疾病、年老、工伤和残疾等社会风险。与公众健康特别是老人、儿童、残疾人等重点群体健康密切相关的社会福利服务或是社会照顾发展相对滞后。

"十三五"期间，上海人均生产总值突破2.3万美元，居民人均可支配收入从5万元增加到7.2万元。根据国际医疗健康发展规律，高品质健

25

康服务需求将大幅增长。高品质医疗服务、老龄健康、心理健康、体育健身等领域的供需矛盾比较突出。

在医疗服务领域，医疗服务需求随人均GDP增长而增长，但医疗床位资源配置的增长，如卫生机构床位数、三甲医院床位数等，都难以与需求匹配。床位周转率的提高缓解了床位资源配置不足的问题，但是周转率过快又会导致很多新的问题。在卫生人力资源配置上，卫生技术人员、执业医师、护士的增长速度均远小于人均GDP增长速度。在老龄健康领域，根据第七次人口普查数据，60岁及以上人口为581.55万人，占23.4%，比2010年提高8.3个百分点，其中，65岁及以上人口为404.9万人，占16.3%，比2010年提高6.2个百分点。上海突出的人口老龄化问题加速了疾病图谱更新。针对老年群体的健康服务和健康管理的要求更高，如何加强社区嵌入式养老服务，如何提供上门服务、移动服务等，上海还需要进一步探索，继续均衡布点，提供更加均等、高效的社区居家服务。在心理健康促进方面，全市1+17条心理援助热线①资源分散、忙闲不均，接线员电话咨询质量存在差距，热线整体服务能力单薄，接线员只能在热线内部简单解答，无法提供更加多元化的线下拓展性服务，这种单一的服务形式限制了功能发展和服务质量提升。基于互联网技术的网络心理咨询服务深度有待挖掘。疫情期间开通的线上心理测评和心理咨询等服务点击量巨大，但可持续发展不足，随着后疫情时期的需要，互联网＋心理咨询服务需要在医防融合方面进一步拓展。在体育健身领域，市民对运动健身消费需求不断提升，且消费需求呈现出高品质和多元化的特征，公共体育服务的公益性和基本保障性已无法满足多样化需求。硬件方面，上海人均体育场地面积低于北京、江苏、浙江、广东等省市，体育场地存在总量不足、分布不均等短板，有的区域市民健身难；

---

① 指心理援助热线与战疫心理援助热线55369173以及17条区级心理热线。

服务方面，科学健身指导供给不足，一些市民缺乏科学的健身意识、知识和运动技能，健身素养有待提高。

2. 人员流动，人才短缺，尤其专业型复合人才亟需充实

医务人员长期处于职业要求高、培养周期长、工作风险高、劳动强度大、临时任务多的工作状态，存在人员流动和人才短缺问题。在公共卫生服务和社区卫生服务领域，人才队伍建设有短板。社区公共卫生服务人员力量不足、调动频繁、流动性大，人员引进、队伍稳定、专业水平提升、职业上升通道等各方面都需要进一步优化。示范性社区康复中心建设过程中，社区康复医师和康复治疗师比较缺乏。同时，社区口腔医师流失严重，社区心理健康促进人员流动性也很大。在学校健康促进领域，卫生老师配置存在短板。后疫情时期卫生老师工作量更大，专业技术要求高，但同时又要面对无法解决编制或没有职称晋升通道等问题，人才流失严重。在心理健康促进领域，专业且符合心理危机干预工作要求的人力资源明显不足。疫情发生后，线上线下的心理危机干预工作需要大量专业人员，热线和线上咨询平台的 7×24 小时排班服务，增援武汉各类医疗机构及武汉心理热线，派驻市公共卫生中心、每个医学隔离观察点、机场道口重点排查场所，原有的团队人数远远不够。临时从社会心理机构招募的志愿者又存在相关知识、技能欠缺的问题。

（三）有待进一步优化的问题

1. 监测评价的指标体系可以进一步完善

"健康中国行动"监测评价指标体系中，绝大部分指标都是卫生系统的，其他部门指标相对较少。国家层面也在不断探索，现有的监测评价指标体系还需要适时地进行动态调整和完善。

从上海的实际情况来看，部分指标已经不适应产业结构调整升级后的现状。比如在职业健康领域，伴随产业结构优化和升级加快，产业发展重点从传统工业转向现代服务业，职业病防治重心从传统职业病防治转向职业人群全周期的全面职业健康管理，但多元新兴产业职业人群的健康监测与评估工作仍有待加强。重点职业病监测已经扩大到全病种，但目前的监测分析框架仍局限于粉尘、铅、苯、噪声、布鲁氏菌等有限危害因素的健康监测。从具体指标上看，"接尘工龄不足5年的劳动者新发尘肺病报告例数占年度报告总例数比例（％）"这一指标中分母是"尘肺病报告总例数"，上海的数值本就很小，一旦分子有微弱变化，这个数据的变动就会很大。在职业病防治"十四五规划"中该指标已经不再使用。

还有些指标的指导性价值可能大于数据本身的意义，可以进一步探讨其应用或者发布机制。比如"健康预期寿命"，它是反映人口健康状况的一个综合指标。随着信息化的高速发展，数据量是在不断积累的，病例搜集得越多，相应的计算折扣率越大，数据值本身甚至可能会倒退。上海的信息化进程在全国走在前列，这方面问题比较突出。但"健康预期寿命"这一指标具有重要的前瞻性价值，通过不同的疾病、伤害和危险因素对健康的影响程度研判和趋势分析，在决策制定、健康促进宣教以及市民行为指导等方面提供指导。再如，环境空气质量健康指数（AQHI）在技术上已经成熟，但在发布机制和成果应用上还不明确。

2. "健康融入万策"需要进一步转化成行动、转化成项目

健康融入万策已经达成基本共识，关键是进一步转化为行动，转化成项目。比如，医院如何融入社区，服务于健康促进，如何转变服务方式，需要有自身成本效益的考虑，同时也要顾及市民的参与度与获得感。再如，瑜伽因为商业化运作普及率很高，相比之下，太极、八段锦、五禽戏等推广较少。中医传承的推广需要更多具有专业水准的产品和项目拓展。

（四）仍需注意的问题或警惕的风险

上海仍存在脊灰野病毒输入和传播的风险。新冠疫情下，部分国家脊灰疫苗接种率下降，需始终维持儿童常规免疫接种率水平，警惕境外输入病例风险。需要解决需求量较少药物的采供问题，如抗疟疾的氯伯喹、青蒿素类药物，抗血吸虫病的吡喹酮等。随着疟疾病例的减少，治疗疟疾药物的需求量也明显减少，各医疗机构均储备抗疟药物没有必要也不可能，由指定的定点医院进行抗疟药物的储备与供应，但目前定点医院却遇到无处可采购抗疟药的问题。

五、对策与建议

（一）大健康领域的发展趋势

一是，健康需求重心从医疗医药逐渐向预防保健进化。大健康产业已经进入以"预防"为主的时代，通过对其生活方式的健康干预实现健康维持，与日常生活关联不断紧密，健康需求重心从医疗医药逐渐向预防保健进化。非医疗相关的健康消费与健康服务需求将在未来几年不断攀升。"健康中国"和"健康上海"规划纲要已明确卫生健康事业发展战略和理念。要把健康放到整个环境中、放到全生命周期中来考虑，从"医疗"转向"健康"、从"治病"转向"防病"，从"防疫"转向"保障城市公共安全"。二是，人们参与管控自身健康的主动性大幅提升。患者生病时需要具体治疗并在某种程度上愿意为此付费。患者成为真正的消费者，他们清楚自己可以选择利用有关自己与医疗保健机构的信息和数据，以便于自己利用合适的时间、地点和费用得到最佳治疗。人们愿意将其健康数据像消费者数据一样分享给医疗机构。三是，健康理念与健康管理逐步渗透到城市规划与医疗服务管理中。一些高收入国家开始实施人口健康管理，旨在通过减轻慢性疾病负担减少医疗费用，加大对预防性医疗保健的支持。城市规划机构根据不同的气候、文化、资源和政治环境等条件，将健康理念融入所有规划与开发活动中。四是，生物科学与技术进步未来可能带来颠覆性影响。医疗将完全可预测、可预防（基于预测风险）、个人化以及可参与。人类遗传学、精准医疗和个人化医疗的发展将变革医疗保健行业，通过创新生物科技创造价值，将医疗体系从以平均患者为关注点的方式转变为以个体患者为重。人工智能通过深入挖掘医疗记录、设计治疗方案、加速医疗成像和药物研制，将彻底改变整个医疗行业。行业将出现各种针对不同特定群体和不同疾病（如针对癌症的肿瘤专科精准网络）的精准医疗计划。

（二）几点建议

1．巩固多部门合作，构建多元的健康共治机制

贯彻健康中国行动的四大特点：从治病为中心向以健康为中心转变，从注重治已病向注重治未病转变，从依靠卫生健康系统向全社会整体联动转变，从宣传倡导向人人行动转变。应加快建立"政府—社会—市场"构成的多主体、多系统协同治理架构，建立常态管理和应急管理相结合的治理体系。尤其是对于自然灾害和突发公共卫生事件，需要政府各级部门、非政府组织、企业以及居民采取共同的健康共治行动，这种多元主体参与的治理行动应贯穿于城市规划、建设、管理和运营的各个环节，实现"全生命周期"的健康治理。

目前"健康上海行动"还是以卫生部门的力量为主，需要政府增加投入，提供更多的政策支持和保障。在全民健身方面，要建立联动管理机制，打破体育、卫生管理部门存在的制度障碍，整合体育和医疗资源，不断丰富运动健康的服务内容。在心理健康促进方面，社会心理服务体系建设要以政府为主导，推动多部门合作与社区主动参与，完善心理健康促进服务网络和社会心理服务工作网络。在传染病防控方面，要加强跨部门的联防联控信息平台建设，高效开展疫情处置。继续推进疾控信息化建设，尤其是肠道门诊和发热门诊信息化建设，提高监测数据的录入效率和利用率。

2．关注人才培养、技术支撑等保障条件

应加强复合型人才培养，尤其是公共卫生人才梯队的建设和储备，联合高校开展公共卫生与大数据专业人才的培养。针对新的需求，探索建立新的岗位职能或人才标准。比如运动健康师，培养向群众提供科学健身、健康生活、康复休养等咨询指导服务的专门人员，夯实体医融合的人力资源基础。应加大健康领域的科技支撑力度。比如，为适应目前大规模群体性接种需求，进一步推进"互联网＋预防接种"服务，试点将 5G 和 AI 融合技术应用于预防接种服务，优化线上预约、线上查询查验等功能，推进疫苗临床试验中心建设，尽早建立与特大型城市功能定位相匹配的预防接种服务管理体系。

专题报告

2021年上海市民健康行为监测调查分析报告

潘新锋　唐文娟　姜综敏　仲璐敏　夏明康　康　凯*

一、背景

为固化健康行为、提升健康素养，上海市健康促进中心依托上海市公共卫生三年行动计划，于2021年6月、12月分别对《上海市民健康公约》中有代表性的行为开展了市民健康行为监测调查，旨在评估市民健康行为的现状和存在的主要影响因素，为及时调整干预策略措施、优化健康行为提供科学依据和指引。

二、调查对象与方法

1. 调查对象

15—69岁城乡常住居民（在当地居住半年以上），不包括集体居住的人：军队、医院、监狱、养老院、宿舍，包括在调查户内共同居住的保姆、雇工等非亲缘关系的成员合租房视为一户处理。

2. 样本量计算及分配

依据公式 $N=\dfrac{\mu_\alpha^2 \times p（1-p）}{\delta^2} \times deff$，本次健康行为监测调查假设 $p=50\%$，设定 $d=10\%$，$\mu_\alpha=1.96$，$deff=2$，计算得到样本量 $N=768$。考

35

---

* 作者均系上海市健康促进中心工作人员，其中唐文娟为通讯作者。

虑无效问卷和拒访率，样本量扩大为 800（每轮）。在全市 16 个区内选取 8 个区（内环线以内 4 个区，内外环线之间 2 个区，外环线之外 2 个区）作为监测区，每个监测区抽取 2 个居委会（村）作为监测点，使用简单随机抽样，每个居委会（村）抽取 50 个家庭户作为备调查家庭户，每个家庭户中仅抽取 1 人完成问卷作答。各居委会（村）≤ 45 岁和＞ 45 岁居民比例约 1:1，其中≤ 45 岁段：男女比例约 1:1，＞ 45 岁段男女比例约 1:1。抽取居委会（村）时应适当考虑经济状况。

3. 监测方法

选取《上海市民健康公约》中的具有代表性的行为，采用自行设计并经过专家论证的健康行为监测问卷，应用主动监测方法，调查员深入样本户对调查对象进行询问调查。

4. 统计分析方法

调查数据采集利用"问卷星"进行录入，采用 SPSS、STATA 统计软件进行数据分析，用 EXCEL 进行作图，对基本情况进行描述性统计分析；连续性变量用 Kolmogrov-Smirnov 做正态性检验，服从正态分布用"均值 ±95% 置信区间单侧范围"描述，偏态分布用 M（Q25，Q75）描述；采用 χ^2 检验分析对健康相关行为有影响的人口学特征，检验水准 $\alpha=0.05$。

对各类行为指标进行二分类 logistic 回归分析。以各类行为指标作为因变量，采用 forward LR 法以最大似然估计来纳入或剔除变量。将性别（男性作为哑变量）、年龄组、教育水平、职业（其他企业人员作为哑变量）、婚姻情况（未婚作为哑变量）、收入水平、是否本地户籍、有无慢性病、自评健康水平这些指标作为自变量纳入模型中，得到的各类行为指标回归模型的结果参数。

三、质量控制

上海市健康促进中心拟定统一监测方案和操作手册，并对区级调查人员开展培训。相关区充分取得当地有关机构、调查对象的配合，严格按照监测实施方案和统一的调查问卷进行调查。原则上调查对象根据自己的理解自行完成调查问卷，调查员不做任何解释。调查对象如有读、写等困难，不能独立完成调查，则由调查员来询问，根据调查对象的回答情况，调查员帮助填写选项。调查员不能使用诱导性或暗示性语言，若被调查人文化水平较低或存在语言障碍时，可作适当解释，但解释要忠于原意。调查员要当场核对问卷，质控人员对当天所有问卷进行复核，并填写质控记录。市级工作人员对各级资料进行认真核查，使用数据分析软件对数据进行清理和逻辑校验，对不合格问卷予以剔除，对不合格问卷较多的监测点予以重点核查。

四、结果

第一轮收集有效问卷 823 份，第二轮收集有效问卷 814 份，两轮调查男女性别比均接近 1:1；45 岁以上及以下的被调查者的比例均接近 1:1；大专及以上教育程度的占半数左右；其他事业单位人员和企业人员占比最高（合计 50% 左右）；80% 左右的被调查者已婚；9 成以上的被调查者是本市户籍；30% 左右的被调查者患有慢性病（表 1）。

表 1　基本情况

人口学信息	第一轮	第二轮
	频数（%）	频数（%）
性别		
男	405（49.21）	405（49.75）
女	418（50.79）	409（50.25）
年龄		
15—24 岁	31（3.77）	27（3.32）
25—34 岁	130（15.80）	127（15.60）
35—44 岁	201（24.42）	190（23.34）
45—54 岁	159（19.32）	155（19.04）

（续表）

人口学信息	第一轮 频数（%）	第二轮 频数（%）
55—64 岁	177（21.51）	197（24.20）
65—69 岁	125（15.19）	118（14.50）
教育程度		
小学及以下	52（6.32）	65（7.99）
初中	149（18.10）	164（20.15）
高中/职高/中专	192（23.33）	188（23.10）
大专	160（19.44）	138（16.95）
本科及以上	270（32.81）	259（31.82）
职业		
公务员	14（1.70）	15（1.84）
教师	16（1.94）	12（1.47）
医务人员	40（4.86）	47（5.77）
其他事业单位人员	141（17.13）	126（15.48）
学生	23（2.79）	17（2.09）
农民	75（9.11）	83（10.20）
工人	103（12.52）	96（11.79）
其他企业人员	288（34.99）	287（35.26）
其他	123（14.95）	131（16.09）
婚姻状况		
未婚	96（11.66）	86（10.57）
已婚	696（84.57）	691（84.89）
离异	12（1.46）	23（2.83）
丧偶	19（2.31）	14（1.72）
家庭年收入（元）		
0—49999	52（6.36）	91（11.18）

（续表）

人口学信息	第一轮 频数（%）	第二轮 频数（%）
50000—99999	128（15.67）	230（28.26）
100000—149999	201（24.60）	210（25.80）
150000—199999	99（12.12）	129（15.85）
≥ 200000	337（41.25）	154（18.92）
是否本市户籍		
是	775（94.17）	769（94.47）
否	48（5.83）	45（5.53）
是否患有慢性病		
是	250（30.38）	241（29.61）
否	573（69.62）	573（70.39）
自评健康状况		
好	210（25.52）	156（19.16）
比较好	342（41.56）	381（46.81）
一般	247（30.01）	258（31.70）
比较差	24（2.92）	17（2.09）
差	0	2（0.25）

1. 公共场所健康行为

过去 3 天内，两轮调查的调查对象在公共场所看到有人随地吐痰或地上有痰渍的总次数均为 0（0，2）；在公共场所发现垃圾或看见有人随手扔垃圾的总次数均为 0（0，2）；调查对象在公共场所看到边走边吸"游烟"的总次数均为 1（0，3）；调查对象在公共场所看见宠物粪便的总次数第一轮为 1（0，3），第二轮为 1（0，2），经 Wilcoxon 秩和检验两轮看见宠物粪便总次数没有差异（Z=1.30，P=0.20）（图 1）。

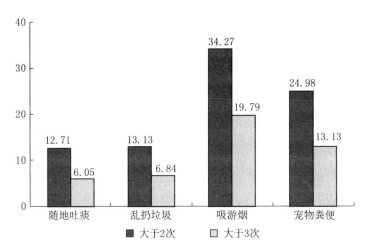

图1　2周内看到公共场所不健康行为比例

2．疫情防控相关行为

在预防新冠肺炎的防疫措施方面，两轮的选项分布基本保持一致。80%以上的被调查者可以做到出门戴口罩、勤洗手和室内通风；50%以上的被调查者可以做到不参加聚会、聚餐，不去人群密集的场所，咳嗽或打喷嚏遮掩口鼻，保持1米以上社交距离；使用预防药物的被调查者低于15%（图2）。

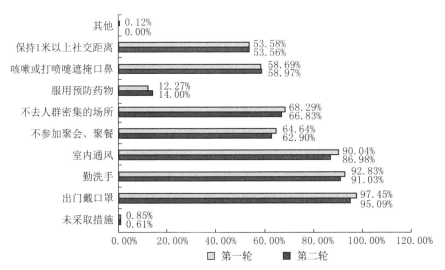

图2　被调查者为避免感染新冠病毒，采取过哪些防护措施

关于洗手行为，调查对象平均洗手时间第一轮为15.55±0.96秒，第二轮为19.02±1.22秒，第二轮洗手时间基本接近中国疾控中心建议的20秒，且第二轮比起第一轮有所上升，经t检验两样本平均数有差异（t=-4.40，P＜0.01）；以15秒为界值，分析不同人群洗手时间小于15秒的占比，初步发现男性高于女性，自评健康比较差和差的占比明显高于其他自评健康组（表2）；经Logistic回归分析发现，医务人员比其他企业人员有2.96倍的可能性会洗手时间大于15秒（P＜0.01），患有慢性病的被调查者相较无慢性病者有1.30倍的可能性会洗手时间大于15秒（P=0.02＜0.05）（表3）。

表2　不同特征洗手时间小于15秒的占比情况

	第一轮		第二轮	
	N	%	N	%
性别				
男	241	59.51	219	54.07
女	226	54.07	205	50.12
年龄				
15—24 岁	17	54.84	20	74.07
25—34 岁	70	53.85	66	51.97
35—44 岁	116	57.71	109	57.37
45—54 岁	90	56.60	75	48.39
55—64 岁	101	57.06	97	49.24
65—69 岁	73	58.40	57	48.31
教育程度				
小学及以下	34	65.38	33	50.77
初中	90	60.40	75	45.73
高中 / 职高 / 中专	119	61.98	97	51.60
大专	78	48.75	74	53.62
本科及以上	146	54.07	145	55.98

（续表）

	第一轮		第二轮	
	N	%	N	%
职业				
公务员	10	71.43	11	73.33
教师	9	56.25	3	25.00
医务人员	10	25.00	19	40.43
其他事业单位人员	80	56.74	60	47.62
学生	14	60.87	13	76.47
农民	46	61.33	37	44.58
工人	61	59.22	48	50.00
其他企业人员	171	59.38	166	57.84
其他	66	53.66	67	51.15
婚姻状况				
未婚	54	56.25	56	65.12
已婚	396	56.90	348	50.36
离异	6	50.00	14	60.87
丧偶	11	57.89	6	42.86
家庭年收入（元）				
0—49999	30	57.69	45	49.45
50000—99999	71	55.47	114	49.57
100000—149999	122	60.70	105	50.00
150000—199999	57	57.58	60	46.51
≥ 200000	185	54.90	100	64.94
是否本市户籍				
是	438	56.52	401	52.15
否	29	60.42	23	51.11
是否患有慢性病				
是	146	58.40	101	41.91

（续表）

	第一轮		第二轮	
	N	%	N	%
否	321	56.02	323	56.37
自评健康状况				
好	126	60.00	78	50.00
比较好	184	53.80	192	50.39
一般	140	56.68	140	54.26
比较差 / 差	17	70.83	14	73.68

表 3　不同特征与洗手时间是否大于 15 秒的 Logistic 回归分析

	回归系数	Wals	显著性	OR	95%CI	
职业		27.81	＜ 0.01			
公务员	−0.57	1.82	0.18	0.56	0.25	1.30
教师	0.67	2.94	0.09	1.96	0.91	4.22
医务人员	1.08	19.84	＜ 0.01	2.96	1.84	4.77
其他事业单位人员	0.26	3.11	0.08	1.30	0.97	1.74
学生	−0.28	0.63	0.43	0.76	0.38	1.51
农民	0.18	0.96	0.33	1.20	0.84	1.71
工人	0.09	0.30	0.59	1.10	0.79	1.52
其他	0.23	2.19	0.14	1.25	0.93	1.69
有慢性病	0.26	5.38	0.02	1.30	1.04	1.62
常量	−0.42	21.84	＜ 0.01	0.66		

　　关于咳嗽 / 打喷嚏防护行为，第一轮结果显示，咳嗽或打喷嚏时如果来不及掏手绢或纸巾，41.68% 左右的被调查者可以做到用胳膊肘弯处遮掩口鼻，第二轮有所上升至 51.72%（图 3），经检验存在显著差异（$\chi2 = 16.58$，$P < 0.01$）；分析不同特征人群打喷嚏不用胳膊肘弯处遮掩口鼻的占比情况，初步发现男性大于女性，农民大于其他职业组，自评

健康差 / 比较差的组大于其他组（表 4）；Logistic 回归分析发现，教育程度、有无慢性病、自评健康均与该指标存在显著关联。控制其他因素后，教育程度每提升一级，有 0.92 倍的可能性打喷嚏不会用胳膊肘弯处遮掩口鼻（P=0.03 ＜ 0.05），即教育程度越高，打喷嚏越可能用胳膊肘弯处遮掩口鼻；有慢性病者有 1.53 倍的可能性打喷嚏不用胳膊肘弯处遮掩口鼻（P ＜ 0.01），自评健康水平每降低一级，有 0.85 倍的可能性打喷嚏时不会用胳膊肘弯处遮掩口鼻（P=0.02 ＜ 0.05），即自评健康水平越高，打喷嚏越可能用胳膊肘弯处遮掩口鼻（表 5）。

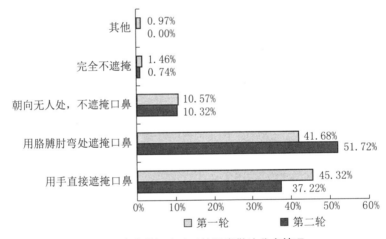

图 3　咳嗽或打喷嚏时的通常做法分布情况

表 4　不同特征打喷嚏不用胳膊肘弯处遮掩口鼻的占比情况

	第一轮		第二轮	
	N	%	N	%
性别				
男	63	15.56	60	14.81
女	44	10.53	30	7.33
年龄				
15—24 岁	5	16.13	2	7.41
25—34 岁	12	9.23	12	9.45

（续表）

	第一轮		第二轮	
	N	%	N	%
35—44 岁	25	12.44	27	14.21
45—54 岁	22	13.84	16	10.32
55—64 岁	16	9.04	20	10.15
65—69 岁	27	21.60	13	11.02
教育程度				
小学及以下	15	28.85	9	13.85
初中	24	16.11	23	14.02
高中/职高/中专	25	13.02	16	8.51
大专	14	8.75	16	11.59
本科及以上	29	10.74	26	10.04
职业				
公务员	1	7.14	3	20.00
教师	1	6.25	0	0
医务人员	7	17.50	3	6.38
其他事业单位人员	17	12.06	13	10.32
学生	5	21.74	1	5.88
农民	19	25.33	17	20.48
工人	14	13.59	12	12.50
其他企业人员	30	10.42	28	9.76
其他	13	10.57	13	9.92
婚姻状况				
未婚	13	13.54	9	10.47
已婚	87	12.50	72	10.42
离异	2	16.67	6	26.09
丧偶	5	26.32	3	21.43
家庭年收入（元）				
0—49999	9	17.31	17	18.68

（续表）

	第一轮		第二轮	
	N	%	N	%
50000—99999	19	14.84	24	10.43
100000—149999	25	12.44	25	11.90
150000—199999	12	12.12	9	6.98
≥ 200000	42	12.46	15	9.74
是否本市户籍				
是	96	12.39	85	11.05
否	11	22.92	5	11.11
是否患有慢性病				
是	38	15.20	31	12.86
否	69	12.04	59	10.30
自评健康状况				
好	26	12.38	20	12.82
比较好	44	12.87	37	9.71
一般	32	12.96	30	11.63
比较差 / 差	5	20.83	3	15.79

表5　不同特征与打喷嚏是否用胳膊肘弯处遮掩口鼻的 Logistic 回归分析

	回归系数	Wals	显著性	OR	95%CI	
教育水平	−0.09	4.49	0.03	0.92	0.85	0.99
有慢性病	0.42	12.06	0.00	1.53	1.20	1.94
自评健康	−0.16	5.77	0.02	0.85	0.74	0.97
常量	0.65	9.36	0.00	1.92		

3. 饮食健康相关行为

关于健康饮水行为，两轮调查均显示调查对象平均日饮水量为3（2，4）瓶中等大小瓶装水，即1650（1100—2200）ml，根据《中国居民膳食指南》建议，成年人日均饮水量应在1500—1700 ml，即调查对象饮水量基本达到要求。分析不同特征人群饮水量小于 1500 ml 的占比，初步发现女性高于男性，65 岁以上老年组高于其他年龄组，小学及以下组高于其他教育程度组，农民总体高于其他职业组，离异组高于其他婚姻状况组，自评健康状况较好组高于其他组（表 6）；将以上因素作为自变量，每日饮水量是否小于 1500 ml 作为因变量进行 Logistic 回归分析，结果显示，性别与收入水平都与每日饮水量小于 1500 ml 存在显著关联。女性比男性有 1.79 倍的可能性每日饮水量小于 1500 ml（P < 0.01），收入水平每提升一级，每日饮水小于 1500 ml 的是原来的 0.9 倍（P=0.01 < 0.05）（表 7）。

表 6　不同特征饮水量小于 1500 ml 的占比情况

	第一轮		第二轮	
	N	%	N	%
性别				
男	112	27.65*	118	29.14
女	173	41.39	173	42.30
年龄				
15—24 岁	9	29.03	9	33.33
25—34 岁	43	33.08	41	32.28
35—44 岁	74	36.82	68	35.79
45—54 岁	48	30.19	53	34.19
55—64 岁	62	35.03	73	37.06
65—69 岁	49	39.20	47	39.83
教育程度				
小学及以下	32	61.54	28	43.08
初中	56	37.58	67	40.85
高中 / 职高 / 中专	51	26.56	57	30.32
大专	54	33.75	54	39.13
本科及以上	92	34.07	85	32.82

（续表）

	第一轮		第二轮	
	N	%	N	%
职业				
公务员	5	35.71	9	60.00
教师	6	37.50	4	33.33
医务人员	16	40.00	15	31.91
其他事业单位人员	52	36.88	45	35.71
学生	6	26.09	7	41.18
农民	34	45.33	37	44.58
工人	31	30.10	36	37.50
其他企业人员	93	32.29	94	32.75
其他	42	34.15	44	33.59
婚姻状况				
未婚	27	28.13	27	31.40
已婚	243	34.91	252	36.47
离异	6	50.00	9	39.13
丧偶	9	47.37	3	21.43
家庭年收入（元）				
0—49999	24	46.15	31	34.07
50000—99999	52	40.63	93	40.43
100000—149999	65	32.34	81	38.57
150000—199999	29	29.29	49	37.98
≥200000	112	33.23	37	24.03
是否本市户籍				
是	268	34.58	279	36.28
否	17	35.42	12	26.67
是否患有慢性病				
是	90	36.00	77	31.95
否	195	34.03	214	37.35

（续表）

	第一轮		第二轮	
	N	%	N	%
自评健康状况				
好	61	29.05	54	34.62
比较好	128	37.43	147	38.58
一般	88	35.63	84	32.56
比较差 / 差	8	33.33	6	31.58

* 饮水量小于 1500 ml 的男性人数占被调查男性总数的比例，计算方法下同。

表 7　不同特征与每日饮水量是否小于 1500 ml 的 Logistic 回归分析

	回归系数	Wals	显著性	OR	95%CI	
性别为女	0.58	30.26	＜ 0.01	1.79	1.45	2.20
收入水平	−0.11	7.59	0.01	0.90	0.83	0.97
常量	−0.56	13.56	＜ 0.01	0.57		

　　关于喝含糖饮料、碳酸饮料、奶茶等行为，被调查者过去 2 周内总是或经常喝饮料的比例第一轮为 10.09%，第二轮为 14.74%；分析不同特征人群总是 / 经常喝饮料的占比，初步发现两轮调查男性均高于女性，15—24 岁年龄组高于其他年龄组，大专组高于其他教育程度组，未婚组大于已婚组，本市户籍组高于非本市户籍组，未患慢性病组高于患慢性病组（表 8）；将以上因素作为自变量，总是 / 经常喝饮料为因变量做 Logistic 回归分析，发现性别、年龄、户籍与有无慢性病均与该指标存在显著关联。女性比男性有 0.66 倍的可能性会总是 / 经常喝饮料（P=0.01 ＜ 0.05），即男性比女性更经常喝饮料；年龄组每增长 1 级，喝饮料的可能性是原来的 0.75 倍（P＜ 0.01），即年龄越小的被调查者更容易喝饮料；非本地户籍喝饮料的可能性是本地户籍的 0.33 倍（P=0.01 ＜ 0.05）；有慢性病者喝饮料的可能性是无慢性病的 0.67 倍（P=0.05）（表 9）。

表8 不同特征总是/经常喝饮料的占比情况

	第一轮		第二轮	
	N	%	N	%
性别				
男	53	13.09	66	16.30
女	30	7.18	54	13.20
年龄				
15—24 岁	6	19.35	6	22.22
25—34 岁	20	15.38	28	22.05
35—44 岁	31	15.42	36	18.95
45—54 岁	11	6.92	17	10.97
55—64 岁	12	6.78	21	10.66
65—69 岁	3	2.40	12	10.17
教育程度				
小学及以下	1	1.92	4	6.15
初中	9	6.04	9	5.49
高中/职高/中专	17	8.85	29	15.43
大专	21	13.13	35	25.36
本科及以上	35	12.96	43	16.60
职业				
公务员	2	14.29	4	26.67
教师	2	12.50	2	16.67
医务人员	4	10.00	10	21.28
其他事业单位人员	17	12.06	23	18.25
学生	5	21.74	2	11.76
农民	5	6.67	5	6.02
工人	3	2.91	8	8.33
其他企业人员	36	12.50	49	17.07
其他	9	7.32	17	12.98
婚姻状况				
未婚	17	17.71	17	19.77
已婚	65	9.34	96	13.89

（续表）

	第一轮		第二轮	
	N	%	N	%
离异	1	8.33	5	21.74
丧偶	0	—	2	14.29
家庭年收入（元）				
0—49999	7	13.46	11	12.09
50000—99999	9	7.03	29	12.61
100000—149999	25	12.44	28	13.33
150000—199999	7	7.07	24	18.60
≥ 200000	35	10.39	28	18.18
是否本市户籍				
是	79	10.19	118	15.34
否	4	8.33	2	4.44
是否患有慢性病				
是	17	6.80	21	8.71
否	66	11.52	99	17.28
自评健康状况				
好	25	11.90	33	21.15
比较好	29	8.48	50	13.12
一般	26	10.53	35	13.57
比较差	3	12.50	1	5.88
差	0	—	1	50.00

表 9　不同特征与是否总是 / 经常喝饮料的 Logistic 回归分析

	回归系数	Wals	显著性	OR	95%CI	
性别为女	−0.42	7.21	0.01	0.66	0.49	0.89
年龄	−0.29	22.51	< 0.01	0.75	0.67	0.84
非本地户籍	−1.11	6.52	0.01	0.33	0.14	0.77
有慢性病	−0.40	3.86	0.05	0.67	0.45	1.00
常量	0.55	1.13	0.29	1.73		

关于饮酒行为，第一轮调查发现有 79.71% 的被调查者过去一周内都没有喝过酒，第二轮略有下降，为 75.43%；每天都喝酒的被调查者均在 5% 以下；以过去一周是否饮酒为因变量做 Logistic 回归分析，发现性别、教育程度、职业均与饮酒的可能性存在显著关联。女性低于男性（OR=0.14，P＜0.01），教育程度越高，饮酒的可能性越低（OR=0.80，P＜0.01），以其他企业人员为基准与其他职业进行比较，医务人员有 0.38 倍的可能性会饮酒（P=0.05），其他事业单位人员比其他企业人员有 1.55 倍的可能性会饮酒（P=0.02＜0.05）（表 10）。

表 10　不同特征与是否喝酒的 Logistic 回归分析

	回归系数	Wals	显著性	OR	95%CI	
性别为女	−2.00	169.18	＜0.01	0.14	0.10	0.18
教育水平	−0.22	13.09	＜0.01	0.80	0.71	0.90
职业		21.73	0.01			
公务员	−1.19	3.59	0.06	0.30	0.09	1.04
教师	0.18	0.13	0.72	1.20	0.44	3.25
医务人员	−0.96	3.81	0.05	0.38	0.15	1.00
其他事业单位人员	0.44	5.80	0.02	1.55	1.08	2.20
学生	0.20	0.25	0.62	1.22	0.56	2.64
农民	−0.43	2.67	0.10	0.65	0.39	1.09
工人	−0.21	0.99	0.32	0.81	0.53	1.23
其他	−0.20	0.89	0.35	0.82	0.54	1.24
常量	0.30	1.43	0.23	1.35		

在控油措施中，烹调食物时少放油、减少外出吃饭和少吃油炸食品等含油高的食物是选择最多的三个选项，占比均在 50% 以上，且第二轮这三个措施的比例相较第一轮均略有上升，未采取任何减油措施的比例有所下降（图 4）；分析不同特征人群未采取任何减油措施的占比情况，初步发现男性占比高于女性，即男性控油情况不如女性（表 11）；经

Logistic 回归分析，发现女性比男性有 0.60 倍的可能性会不采取减油措施（P＜0.01），即女性的减油情况优于男性。（表 12)。

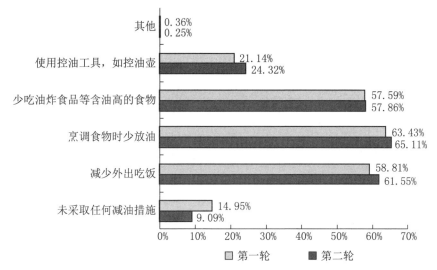

图 4　控油措施采取情况

表 11　不同特征未采取任何减油措施的占比

	第一轮		第二轮	
	N	%	N	%
性别				
男	75	18.52	44	10.86
女	48	11.48	30	7.33
年龄				
15—24 岁	2	6.45	3	11.11
25—34 岁	18	13.85	15	11.81
35—44 岁	33	16.42	19	10.00
45—54 岁	26	16.35	14	9.03
55—64 岁	21	11.86	14	7.11
65—69 岁	23	18.40	9	7.63
教育程度				
小学及以下	7	13.46	7	10.77

（续表）

	第一轮		第二轮	
	N	%	N	%
初中	28	18.79	10	6.10
高中／职高／中专	29	15.10	12	6.38
大专	24	15.00	17	12.32
本科及以上	35	12.96	28	10.81
职业				
公务员	3	21.43	1	6.67
教师	3	18.75	3	25.00
医务人员	1	2.50	2	4.26
其他事业单位人员	23	16.31	10	7.94
学生	2	8.70	2	11.76
农民	5	6.67	9	10.84
工人	23	22.33	10	10.42
其他企业人员	50	17.36	26	9.06
其他	13	10.57	11	8.40
婚姻状况				
未婚	13	13.54	11	12.79
已婚	107	15.37	60	8.68
离异	0	—	2	8.70
丧偶	3	15.79	1	7.14
家庭年收入（元）				
0—49999	12	23.08	7	7.69
50000—99999	19	14.84	23	10.00
100000—149999	30	14.93	15	7.14
150000—199999	14	14.14	11	8.53
≥ 200000	48	14.24	18	11.69
是否本市户籍				
是	117	15.10	71	9.23
否	6	12.50	3	6.67

（续表）

	第一轮		第二轮	
	N	%	N	%
是否患有慢性病				
是	34	13.60	19	7.88
否	89	15.53	55	9.60
自评健康状况				
好	29	13.81	16	10.26
比较好	51	14.91	32	8.40
一般	37	14.98	19	7.36
比较差 / 差	6	25.00	7	36.84

表 12　不同特征与是否采取减油措施的 Logistic 回归分析

	回归系数	Wals	显著性	OR	95%CI	
性别为女	−0.50	10.55	＜ 0.01	0.60	0.45	0.82
常量	−1.75	312.36	＜ 0.01	0.17		

在控盐措施中，两轮调查均显示，烹调食物时少放盐、少吃含盐高的食物和减少外出吃饭这三个选项的选中频数最高。第二轮调查中，使用低钠盐、使用限盐工具，如控盐勺、在餐桌上吃饭时不再额外加任何盐和少吃含盐高的食物的比例相较第一轮均有所上升（图 5）。分析不同特征人群未采取任何减盐措施的占比情况，初步发现男性占比高于女性（表 13）；经 Logistic 回归分析，发现性别、有慢性病、自评健康水平都与该指标存在显著关联。女性比男性有 0.52 倍的可能性会不采取减盐措施（P＜0.01），即女性比男性更可能会采取减盐措施；发现患慢性病者有 0.61 倍的可能性会不采取减盐措施（P＜0.01），即有慢性病者更可能会采取减盐措施；自评健康每降低一级，有 1.48 倍的可能性会不采取减盐措施（P＜0.01），即自评健康越高，采取减盐措施可能性越大（表 14）。

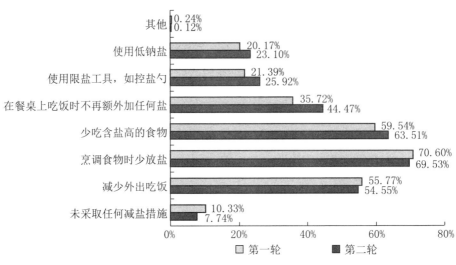

图 5　控盐措施采取情况

表 13　不同特征未采取任何减盐措施的占比情况

	第一轮		第二轮	
	N	%	N	%
性别				
男	53	13.09	39	9.63
女	32	7.66	24	5.87
年龄				
15—24 岁	3	9.68	3	11.11
25—34 岁	11	8.46	13	10.24
35—44 岁	23	11.44	21	11.05
45—54 岁	19	11.95	7	4.52
55—64 岁	16	9.04	10	5.08
65—69 岁	13	10.40	9	7.63
教育程度				
小学及以下	5	9.62	7	10.77
初中	17	11.41	8	4.88
高中/职高/中专	17	8.85	6	3.19
大专	16	10.00	21	15.22

（续表）

	第一轮		第二轮	
	N	%	N	%
本科及以上	30	11.11	21	8.11
职业				
公务员	2	14.29	1	6.67
教师	2	12.50	2	16.67
医务人员	1	2.50	2	4.26
其他事业单位人员	8	5.67	7	5.56
学生	3	13.04	1	5.88
农民	3	4.00	8	9.64
工人	19	18.45	6	6.25
其他企业人员	37	12.85	23	8.01
其他	10	8.13	13	9.92
婚姻状况				
未婚	9	9.38	10	11.63
已婚	73	10.49	49	7.09
离异	1	8.33	3	13.04
丧偶	2	10.53	1	7.14
家庭年收入（元）				
0—49999	5	9.62	6	6.59
50000—99999	15	11.72	24	10.43
100000—149999	17	8.46	15	7.14
150000—199999	14	14.14	7	5.43
≥ 200000	34	10.09	11	7.14
是否本市户籍				
是	77	9.94	60	7.80
否	8	16.67	3	6.67
是否患有慢性病				
是	24	9.60	15	6.22
否	61	10.65	48	8.38

（续表）

	第一轮		第二轮	
	N	%	N	%
自评健康状况				
好	16	7.62	10	6.41
比较好	37	10.82	27	7.09
一般	28	11.34	20	7.75
比较差／差	4	16.67	6	31.58

表 14　不同特征与是否采取减盐措施的 Logistic 回归分析

	回归系数	Wals	显著性	OR	95%CI	
性别为女	−0.66	13.28	< 0.01	0.52	0.36	0.74
有慢性病	−0.49	5.41	< 0.01	0.61	0.41	0.93
自评健康	0.39	11.00	< 0.01	1.48	1.18	1.87
常量	−2.74	101.84	< 0.01	0.06		

关于公筷公勺的使用，分为在外合餐和在家合餐两种情况。第二轮在外合餐每餐和绝大部分情况下会使用公筷公勺的比例为 53.37%，略低于第一轮的 56.19%，经检验尚无统计学差异（$\chi 2=1.20$，$P=0.27$）（图 6）；分析不同特征在外合餐从来不用和偶尔会使用公筷公勺的占比情况，发现小学及以下教育程度占比高于其他组，农民组高于其他组，非本市户籍高于本市户籍（表 15）；将是否在外合餐时每餐和绝大部分情况下会使用公筷公勺作为因变量进行 Logistic 回归分析，发现年龄、教育程度、职业、婚姻、家庭年收入和是否本市户籍都与在外合餐每餐和绝大部分情况下会使用公筷公勺有关，年龄每提高一个组别，在外合餐使用公筷公勺的可能性平均提升 35%（$P < 0.01$）；教育程度每提高一个水平，在外合餐使用公筷公勺的可能性平均提升 22%（$P < 0.01$）；以其他企业人员为基准与其他职业进行比较，农民比其他企业人员有更小的可能性会

使用公筷公勺（OR=0.46，P＜0.01），家庭年收入每增高一个等级，有1.12 倍的可能性使用公筷公勺（P=0.01＜0.05），非本市户籍比起本市户籍有更小的可能性会使用公筷公勺（OR=0.49，P＜0.01）（表 16）。

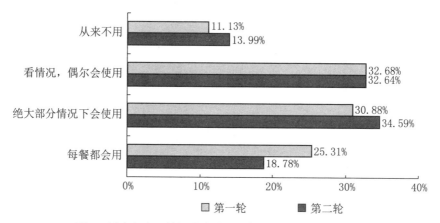

图 6　近半年内，被调查者外出合餐使用公筷公勺的频率

表 15　不同特征在外合餐从来不用和偶尔会使用公筷公勺的占比

	第一轮		第二轮	
	N	%	N	%
性别				
男	157	45.11	188	48.21
女	158	42.59	172	45.03
年龄				
15—24 岁	16	53.33	13	48.15
25—34 岁	54	44.26	56	45.16
35—44 岁	90	47.62	94	50.54
45—54 岁	66	48.53	68	47.22
55—64 岁	48	33.57	78	44.07
65—69 岁	41	41.41	51	44.74
教育程度				
小学及以下	24	77.42	42	73.68

（续表）

	第一轮		第二轮	
	N	%	N	%
初中	57	50.44	80	53.33
高中 / 职高 / 中专	61	34.86	57	31.49
大专	68	46.58	66	49.62
本科及以上	105	41.34	115	45.82
职业				
公务员	3	23.08	5	35.71
教师	7	46.67	5	45.45
医务人员	21	55.26	20	45.45
其他事业单位人员	47	37.30	64	52.89
学生	14	60.87	6	35.29
农民	31	64.58	48	63.16
工人	41	45.05	46	52.27
其他企业人员	106	41.90	113	40.65
其他	45	40.18	53	43.09
婚姻状况				
未婚	40	43.48	29	35.80
已婚	263	43.69	316	48.02
离异	4	36.36	10	50.00
丧偶	8	57.14	5	38.46
家庭年收入（元）				
0—49999	22	51.16	39	45.35
50000—99999	42	42.42	126	59.15
100000—149999	88	51.46	89	44.72
150000—199999	35	39.33	51	40.80
≥ 200000	124	39.74	55	36.91
是否本市户籍				
是	288	42.54	333	45.80

（续表）

	第一轮		第二轮	
	N	%	N	%
否	27	64.29	27	60.00
是否患有慢性病				
是	98	48.28	97	43.30
否	217	42.05	263	47.99
自评健康状况				
好	69	36.51	73	47.71
比较好	151	50.00	162	45.00
一般	82	39.23	114	47.50
比较差／差	13	68.42	11	57.89

表 16　不同特征与在外合餐是否每餐或绝大部分情况下
会使用公筷公勺的 Logistic 回归分析

	回归系数	Wals	显著性	OR	95%CI	
年龄	0.30	26.58	＜ 0.01	1.35	1.21	1.52
教育水平	0.20	9.36	＜ 0.01	1.22	1.07	1.38
职业		14.46	0.07			
公务员	0.52	1.37	0.24	1.68	0.71	3.98
教师	−0.35	0.68	0.41	0.71	0.31	1.61
医务人员	−0.23	0.87	0.35	0.79	0.49	1.29
其他事业单位人员	−0.07	0.21	0.65	0.93	0.68	1.27
学生	−0.17	0.18	0.67	0.85	0.39	1.83
农民	−0.79	11.09	0.00	0.46	0.29	0.72
工人	−0.27	2.10	0.15	0.76	0.53	1.10
其他	−0.10	0.36	0.55	0.91	0.66	1.25
婚姻情况		10.44	0.02			
已婚	−0.65	9.85	＜ 0.01	0.52	0.35	0.78

（续表）

	回归系数	Wals	显著性	OR	95%CI	
离异	−0.45	1.13	0.29	0.64	0.28	1.46
丧偶	−0.94	4.21	0.04	0.39	0.16	0.96
收入水平	0.11	6.67	0.01	1.12	1.03	1.22
非本地户籍	−0.71	8.78	＜0.01	0.49	0.31	0.79
常量	−0.56	1.22	0.27	0.57		

第一轮在家合餐每餐和绝大部分情况下会使用公筷公勺的比例为32.87%，第二轮为34.29%，略有上升（图7）；分析不同特征人群在家合餐从来不用和偶尔会使用公筷公勺的占比情况，初步发现男性高于女性，非本市户籍高于本市户籍（表17）；将在家合餐是否每餐或绝大部分情况下会使用公筷公勺作为因变量进行 Logistic 回归分析，发现年龄、教育程度、家庭年收入、自评健康水平与该指标存在显著关联。年龄组每增长一级，有1.18倍的可能性会每餐或绝大部分情况下使用公筷公勺（P＜0.01）；教育程度每增长一级，有1.16倍的可能性会每餐或大部分情况下使用公筷公勺（P=0.01＜0.05），家庭年收入每增长一级，有0.88倍的可能性会每餐或绝大部分情况下使用公筷公勺（P＜0.01）；已

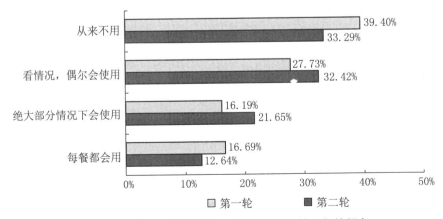

图7　近半年内，被调查者在家合餐使用公筷公勺的频率

婚（OR=0.52，P<0.01）和丧偶者（OR=0.39，P=0.04<0.05）相对于未婚者在家合餐使用公筷公勺的可能性更低。自评健康每降低一级，有0.63倍的可能性会每餐或绝大部分情况下使用公筷公勺（P<0.01），即自评健康越高，越频繁使用公筷公勺（表18）。

表17 不同特征在家合餐从来不用和偶尔会使用公筷公勺的占比

	第一轮		第二轮	
	N	%	N	%
性别				
男	271	68.96	263	66.08
女	264	65.35	262	65.34
年龄				
15—24 岁	23	74.19	19	70.37
25—34 岁	88	69.84	85	68.55
35—44 岁	130	67.01	122	64.89
45—54 岁	113	72.44	104	67.97
55—64 岁	96	56.47	118	61.46
65—69 岁	85	70.83	77	66.96
教育程度				
小学及以下	40	81.63	49	79.03
初中	94	66.20	109	67.70
高中/职高/中专	117	62.90	105	56.76
大专	100	63.69	86	63.24
本科及以上	184	69.96	176	69.02
职业				
公务员	7	50.00	7	50.00
教师	11	68.75	9	75.00
医务人员	25	67.57	22	48.89
其他事业单位人员	84	62.22	84	68.29
学生	21	91.30	11	64.71

63

（续表）

	第一轮		第二轮	
	N	%	N	%
农民	49	67.12	58	71.60
工人	73	71.57	67	72.83
其他企业人员	186	66.67	176	61.97
其他	79	66.95	91	69.47
婚姻状况				
未婚	58	63.74	56	66.67
已婚	458	67.45	450	65.98
离异	7	77.78	11	57.89
丧偶	12	66.67	8	57.14
家庭年收入（元）				
0—49999	31	64.58	58	65.17
50000—99999	74	59.68	153	68.92
100000—149999	132	68.75	122	58.94
150000—199999	55	57.29	76	59.38
≥200000	239	71.99	116	75.82
是否本市户籍				
是	501	66.62	494	65.34
否	34	75.56	31	72.09
是否患有慢性病				
是	173	71.19	146	62.66
否	362	65.34	379	66.96
自评健康状况				
好	108	52.68	91	59.48
比较好	228	68.47	240	63.83
一般	180	76.27	179	71.31
比较差／差	19	82.61	15	78.95

表 18　不同特征与在家合餐是否每餐或绝大部分情况下
会使用公筷公勺的 Logistic 回归分析

	回归系数	Wals	显著性	OR	95%CI	
年龄	0.16	10.45	＜0.01	1.18	1.07	1.30
教育水平	0.14	6.39	0.01	1.16	1.03	1.29
收入水平	−0.13	8.59	＜0.01	0.88	0.81	0.96
自评健康	−0.46	41.27	＜0.01	0.63	0.55	0.72
常量	−0.42	1.25	0.26	0.65		

4. 其他健康相关行为

关于睡眠行为，第一次调查结果显示，近一个月 10.81% 的调查对象每晚的睡眠时长少于 6 小时，第二轮略有下降，为 9.21%，第一轮每晚的睡眠时长为 8 小时以上的被调查者比例为 6.20%，第二轮略有上升，为 6.51%，睡眠时长不足 7 小时比例从 55.77% 上升到 62.29%。比较不同特征人群睡眠时长少于 7 小时的占比，初步发现中年人、高学历、其他企业人员、其他事业单位人员、已婚人群、本市户籍人群、未患慢性病人群占比较高（表 19）；经 Logistic 回归分析，结果显示，职业、收入水平、自评健康都与该指标存在显著关联。教师比其他企业人员有 2.45 倍的可能性会睡眠时间小于 7 小时（P=0.04＜0.05），医务人员比其他企业人员有 1.96 倍的可能性会睡眠时间小于 7 小时（P=0.01＜0.05）；家庭年收入每增高一级，有 0.89 倍的可能性会睡眠时间小于 7 小时（P＜0.01），自评健康每降低一级，有 1.24 倍的可能性会睡眠时间小于 7 小时（P＜0.01）（表 20）。

表 19　不同特征睡眠时间小于 7 小时的占比情况

	第一轮		第二轮	
	N	%	N	%
性别				
男	226	49.24	255	50.3

（续表）

	第一轮		第二轮	
	N	%	N	%
女	233	50.76	252	49.7
年龄				
15—24 岁	16	3.49	16	3.16
25—34 岁	67	14.6	80	15.78
35—44 岁	116	25.27	130	25.64
45—54 岁	93	20.26	85	16.77
55—64 岁	92	20.04	113	22.29
65—69 岁	75	16.34	83	16.37
教育程度				
小学及以下	33	7.19	48	9.47
初中	81	17.65	100	19.72
高中 / 职高 / 中专	104	22.66	110	21.7
大专	81	17.65	86	16.96
本科及以上	160	34.86	163	32.15
职业				
公务员	7	1.53	11	2.17
教师	10	2.18	11	2.17
医务人员	30	6.54	32	6.31
其他事业单位人员	87	18.95	81	15.98
学生	11	2.4	10	1.97
农民	43	9.37	59	11.64
工人	57	12.42	60	11.83
其他企业人员	159	34.64	173	34.12
其他	55	11.98	70	13.81
婚姻状况				
未婚	57	12.42	59	11.64
已婚	382	83.22	423	83.43

（续表）

	第一轮		第二轮	
	N	%	N	%
离异	7	1.53	14	2.76
丧偶	13	2.83	11	2.17
家庭年收入（元）				
0—49999	26	5.73	56	11.05
50000—99999	78	17.18	151	29.78
100000—149999	125	27.53	133	26.23
150000—199999	50	11.01	84	16.57
≥ 200000	175	38.55	83	16.37
是否本市户籍				
是	432	94.12	482	95.07
否	27	5.88	25	4.93
是否患有慢性病				
是	150	32.68	151	29.78
否	309	67.32	356	70.22
自评健康状况				
好	99	21.57	89	17.55
比较好	194	42.27	246	48.52
一般	153	33.33	158	31.16
比较差	13	2.83	12	2.37
差	0	0	2	0.39

表 20　不同特征与睡眠时间是否小于 7 小时的 Logistic 回归分析

	回归系数	Wals	显著性	OR	95%CI	
职业		27.26	< 0.01			
公务员	0.27	0.48	0.49	1.32	0.61	2.85
教师	0.90	4.03	0.04	2.45	1.02	5.90

（续表）

	回归系数	Wals	显著性	OR	95%CI	
医务人员	0.67	7.02	0.01	1.96	1.19	3.21
其他事业单位人员	0.27	3.13	0.08	1.31	0.97	1.78
学生	−0.04	0.02	0.89	0.96	0.50	1.84
农民	0.13	0.46	0.50	1.14	0.78	1.66
工人	−0.04	0.06	0.80	0.96	0.69	1.34
其他	−0.41	7.08	0.01	0.66	0.49	0.90
收入水平	−0.11	8.20	< 0.01	0.89	0.83	0.96
自评健康	0.21	9.88	< 0.01	1.23	1.08	1.41
常量	0.26	1.38	0.24	1.30		

在健康规律作息方面，第一轮调查显示 81.90% 的被调查者可以做到总是或经常晚上睡觉和早上起床时间规律（左右各不超过 30 分钟），第二轮略有下降，为 78.01%；经 Logistic 回归分析，发现性别、年龄、职业和自评健康均与作息规律程度有关，女性有更大的可能性比男性做到作息规律（OR=1.52，P＜0.01），年龄组每增长一级，有 1.33 倍的可能性可以做到作息规律（P＜0.01）；教育程度每增长一级，有 1.22 倍的可能性可以做到作息规律（P＜0.01）；自评健康每降低一级，有 0.79 倍的可能性可以做到作息规律（P＜0.01）（表 21）。

表 21　不同特征与是否总是 / 经常作息规律的 Logistic 回归分析

	回归系数	Wals	显著性	OR	95%CI	
性别为女	0.42	11.05	< 0.01	1.52	1.19	1.95
年龄	0.28	22.77	< 0.01	1.33	1.18	1.49
教育水平	0.20	10.00	< 0.01	1.22	1.08	1.38
自评健康	−0.24	8.35	< 0.01	0.79	0.67	0.93
常量	−0.07	0.03	0.87	0.94		

在运动方面，两轮调查都有 90% 左右被调查者进行低或中等强度运动，世卫组织建议：所有成年人，包括慢性病患者或残障人士，每周至少进行 150 分钟至 300 分钟的中等强度的有氧活动。按此标准对一周运动总时间在 150 分钟以下的人进行特征分析，发现女性比例高于男性，老年人低于青中少年，小学及以下文化程度高于其他人群，非本市户籍人群高于本市户籍，不患慢性病者高于患慢性病者（表 22）；经 Logistic 回归分析，结果显示性别、年龄、收入水平均与该指标存在显著关联。控制其他因素后，年龄组每增长一级，每周运动总时间达到 150 分钟的可能性越大（OR=1.34，P＜0.01）；相对于男性，女性有更低的可能性每周运动总时间达到 150 分钟（OR=0.74，P=0.01＜0.05），家庭年收入每增长一级，被调查者每周运动总时间达到 150 分钟的可能性越大（P=0.03＜0.05）（表 23）。

表 22　不同特征一周运动时间小于 150 分钟的占比情况

	第一轮		第二轮	
	N	%	N	%
性别				
男	207	51.11	226	55.80
女	232	55.50	241	58.92
年龄				
15—24 岁	17	54.84	18	66.67
25—34 岁	80	61.54	85	66.93
35—44 岁	131	65.17	126	66.32
45—54 岁	92	57.86	92	59.35
55—64 岁	66	37.29	98	49.75
65—69 岁	53	42.40	48	40.68
教育程度				
小学及以下	30	57.69	40	61.54
初中	64	42.95	82	50.00

（续表）

	第一轮		第二轮	
	N	%	N	%
高中/职高/中专	90	46.88	92	48.94
大专	91	56.88	85	61.59
本科及以上	164	60.74	168	64.86
职业				
公务员	9	64.29	8	53.33
教师	8	50.00	7	58.33
医务人员	26	65.00	37	78.72
其他事业单位人员	85	60.28	77	61.11
学生	10	43.48	12	70.59
农民	37	49.33	54	65.06
工人	54	52.43	50	52.08
其他企业人员	146	50.69	149	51.92
其他	64	52.03	73	55.73
婚姻状况				
未婚	60	62.50	52	60.47
已婚	366	52.59	396	57.31
离异	6	50.00	13	56.52
丧偶	7	36.84	6	42.86
家庭年收入（元）				
0—49999	25	48.08	56	61.54
50000—99999	59	46.09	131	56.96
100000—149999	112	55.72	118	56.19
150000—199999	60	60.61	73	56.59
≥200000	179	53.12	89	57.79
是否本市户籍				
是	406	52.39	438	56.96
否	33	68.75	29	64.44

（续表）

	第一轮		第二轮	
	N	%	N	%
是否患有慢性病				
是	119	47.60	106	43.98
否	320	55.85	361	63.00
自评健康状况				
好	111	52.86	80	51.28
比较好	189	55.26	225	59.06
一般	125	50.61	152	58.91
比较差 / 差	14	58.33	10	52.63

表 23　不同特征与运动总时间是否在 150 小时及以上的有序多分类
Logistic 回归分析

	回归系数	Wals	显著性	OR	95%CI	
性别为女	−0.31	6.79	0.01	0.74	0.59	0.93
年龄	0.29	45.30	< 0.01	1.34	1.23	1.46
收入水平	0.10	4.57	0.03	1.10	1.01	1.20
常量	−0.68	6.67	0.01	0.51		

　　在遵医嘱服药方面，在需要服药的被调查者中，第一轮严格按照医嘱或药品说明书进行服药的被调查者比例为 66.28%，第二轮为 69.80%，略有上升。在不严格按照医嘱或药品说明书进行服药的被调查者中，"在自觉症状好转后，减少用药或自行停药"的比例有所下降，"从来不按医嘱吃药"、"在自觉症状严重时，增加药量"和"一般会按时吃，偶尔会忘"的比例有所上升（图 8）；选取这些因素与是否会严格按照医嘱或药品说明书进行服药进行 Logistic 回归分析，结果显示年龄与自评健康与是否会严格按照医嘱或药品说明书进行服药有关，在控制其他因素后，年龄组每增长一级，有 1.20 倍的可能性会严格按照医嘱或药品说明书进行

服药（P＜0.01），自评健康每降低一级，有 0.73 倍的可能性会严格按照医嘱或药品说明书进行服药（P＜0.01）（表 24）。

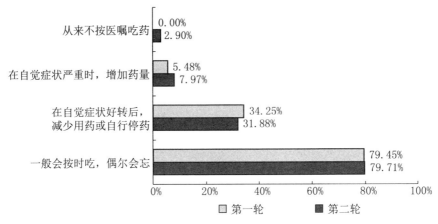

图 8　不严格按医嘱服药的被调查者服药情况

表 24　不同特征与是否严格按照医嘱或药品说明书进行服药的
Logistic 回归分析

	回归系数	Wals	显著性	OR	95%CI	
年龄	0.18	11.00	＜0.01	1.20	1.08	1.34
自评健康	−0.32	10.57	＜0.01	0.73	0.60	0.88
常量	0.74	6.31	0.01	2.09		

五、讨论及建议

公共场所健康行为方面，两轮调查结果基本类似，调查对象在公共场所看到有人随地吐痰或地上有痰渍和在公共场所发现垃圾或看见有人随手扔垃圾的总次数都很少，但是仍然存在在公共场所看到边走边吸的"游烟"现象和在公共场所看见宠物粪便的现象。疫情防控相关行为方面，绝大部分市民能做到出门戴口罩、勤洗手和室内通风，大部分市民可以做到不参加聚会、聚餐，不去人群密集的场所，咳嗽或打喷嚏遮掩口鼻，保持 1 米以上社交距离，较少人错误地使用预防药物，洗手时长第二轮高于第一轮，已基本接近官方推荐时长；咳嗽 / 打喷嚏正确防护措施第二轮较第一轮增长了 10 个百分点，一定程度上说明上海市新冠疫情防控健康教育工作效果显著。饮食健康行规行为方面，市民日均饮水量的中位数达到了《中国居民膳食指南》建议成年人日均饮水量要求，采取控盐措施、减油措施比例提升，在家、外出合餐使用公筷公勺的比例分别达到 1/3 和 1/2，但喝含糖、碳酸饮料或奶茶的比例上升，且年龄越小喝上述饮料的比例越高，一周内饮酒比例上升。其他健康相关行为方面，50% 以上的居民每周进行 150 分钟以上中等强度的有氧活动；约 80% 的市民能够保持规律作息，但睡眠时长不足 7 小时比例上升；遵医嘱服药比例上升，但同时错误选择"在自觉症状严重时，增加药量"的比例也在上升。由上可见含糖饮料摄入、饮酒、睡眠不足和不合理用药等行为还需要开展针对性的干预，促进行为的转变，养成健康行为。

针对上述问题结合市民健康行为影响因素分析结果，提出以下建议：（1）加强青少年含糖饮料危害的健康教育，通过家长 / 老师引导、同伴教育等方式让青少年加深了解含糖饮料对健康的不利影响，减少含糖饮料摄入。（2）加强普通市民尤其是男性、低文化程度人群的饮酒危害宣传教育，纠正"少量饮酒有益健康"的错误观念，加大酗酒危害健康、家庭、社会的反面案例的宣传力度。（3）在减油减盐健康宣教工作中充分发挥女性在家庭中的作用，有效提升减油减盐效果。（4）进一步推进使用公筷公勺宣传和健康教育工作，尤其加强低收入、低学历、农民群体的宣教，促使其了解不使用公筷公勺的危害，使用公筷公勺的正确方法。（5）针对男性群体、年轻人开展规律作息的健康宣传。（6）开发适合中青年、办公室人群运动项目或工间操，使之可以利用碎片化时间适当运动，同时纠正市民尤其是农民、工人认为"体力劳动可以代替运动"的错误观念。（7）利用新媒体等宣传平台和渠道，通过反面教育等方式，让中青年人了解遵医嘱服药的重要性和必要性，提升遵医服药的依从性。（8）对监测中效果较好的健康行为，适时宣教强化，巩固健康教育成果。

（致谢：上海市静安区疾控中心、上海市黄浦区疾控中心、上海市普陀区疾控中心、上海市虹口区疾控中心、上海市浦东新区疾控中心、上海市嘉定区疾控中心、上海市金山区疾控中心、上海市青浦区疾控中心相关工作人员作为项目成员参与现场调查，在此致以衷心感谢！）

基金项目：上海市加强公共卫生体系建设三年行动计划（2020—2022年）——群防群控中的健康促进能力建设，项目编号：GWV-8。

参考文献：

［1］中国疾病预防控制中心：《2022年春节健康提示》，2022年。

［2］中国营养学会：《中国居民膳食指南（2016）》，人民卫生出版社2016年版。

［3］世界卫生组织：《世卫组织关于身体活动和久坐行为的指南》，2020年。

上海12345市民服务热线
控烟工单分析

孙源樵　陈　德　丁　园　黄智勇　乐坤蕾　王　剑

龚正阳　谢臣晨　贾晓娴　殷竹琰　承语芝　习佳成*

烟草导致巨大的疾病负担和过早死亡，几乎所有烟草制品都含有多种致癌物。世界卫生组织（WHO）在世界卫生大会上提出了《烟草控制框架公约》（以下简称《公约》），我国于2003年11月10日签署了《公约》，于2005年2月28日正式生效，成为履行控烟义务的成员国之一，积极应对烟草生产和消费带来的公共卫生问题。《"健康中国2030"规划纲要》明确指出要全面推进控烟履约，加大控烟力度，积极推进无烟环境建设。2017年3月1日，《上海市公共场所控制吸烟条例》修正案（以下简称《条例》）正式实施，条例规定：室内公共场所、室内工作场所、公共交通工具内全面禁烟。上海市"12345"市民服务热线于2013年正式开通，具有一号受理、涵盖面广、全天服务的特点。《条例》修正案中将12345热线作为控烟问题投诉举报热线，单位或个人可通过拨打12345上海市民服务热线进行控烟举报、投诉、咨询和监督，各承办部门受理后须在规定期限内进行处理和向市民答复处理结果。本文对12345上海市民服务热线控烟工单数据进行分析，以更好了解目前的控烟状况，为加强控烟服务网络建设，以及提高控烟执法监督能力提供数据支持，同

* 作者均系为上海市健康促进中心工作人员。其中黄智勇为上海市健康促进委员会办公室工作人员。

时结合实际情况提出建议，为今后控烟工作的开展提供思路。

一、控烟工单基本情况

以 2020 年 5 月至 2021 年 4 月间已办结的全部上海市 12345 市民热线控烟工单为研究对象，剔除重复工单和缺失数据等，余下 11496 条，其中男性投诉人占 58.74%，女性占 41.26%。将主要内容工单数量、工单类型、工单来源、工单发生场所和工单内容等纳入分析。

（一）工单时间趋势情况

从控烟工单建立数量的年度变化趋势来看，除 2 月春节外，冬春季工单数量较高，夏秋两季工单数量较低，这一现象与全年的温度变化趋势正好相反。可能是由于冬春季室外温度较低，较多的吸烟人群会倾向于选择在室内吸烟；而夏秋季，室外温度适宜，更多吸烟人群会选择室外吸烟；2 月工单量暂时下降与春节期间，很多人回原户籍地过年，在沪人口明显减少，伴随室内吸烟减少有关（见图 1）。此外，控烟工单数量每周变化趋势不明显，周末数量相对较多，可能因为人群外出的活动场所为文化娱乐餐饮等控烟问题相对高发的场所有关（见图 2）。

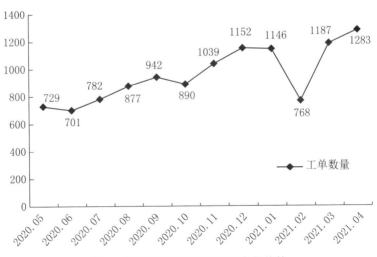

图 1　市民热线控烟工单按月变化趋势

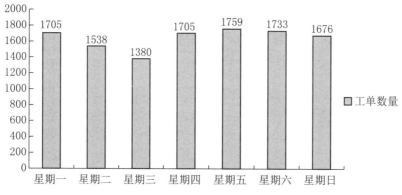

图2　市民热线控烟工单按周变化趋势

（二）工单来源和类型

工单来源分布主要有电话、微信小程序、手机客户端和网站四种途径。四种来源中，电话来源的工单数量最多，共 7994 条，占 69.54%，其次是微信小程序和手机客户端分别占 16.40% 和 12.09%，新推出的微信小程序深受市民欢迎（见表1）。

根据市民来电的目的，控烟工单类型主要分为投诉举报类、求助类、意见建议类、咨询类和其他五大类。五种工单类型中，其中以投诉举报类工单数量最多，共10945 条，占95.21%（见表2）。本文将对投诉举报类控烟工单做进一步分析。

表1　工单来源统计

工单来源	工单数量	占比（100%）
电话	7994	69.54
微信小程序	1885	16.40
手机客户端	1390	12.09
网站	227	1.97
合计	11496	100.00

表 2　工单类型分类

工单类别	工单数量	占比（100%）
投诉举报类	10945	95.21
求助类	305	2.65
意见建议类	148	1.29
咨询类	85	0.74
其他	13	0.11
合计	11496	100.00

二、控烟投诉举报工单分析

（一）场所情况

根据控烟投诉举报工单场所实际分布情况，将场所分为 10 类。排名前 5 位的分别是餐饮商业场所 3664 条（33.48%）、工作场所 3291 条（30.07%）、住宅楼 2151 条（19.65%）、文体娱乐酒店 783 条（7.15%）和网吧 380 条（3.47%）（见表 3）。

表 3　控烟工单统计

工单场所类别	工单数量	占比（100%）
餐饮和商业场所	3664	33.48
工作场所	3291	30.07
住宅楼	2151	19.65
文体娱乐酒店	783	7.15
网　吧	380	3.47
公共交通场所	234	2.14
医疗卫生机构	186	1.70
学校和教育机构	151	1.38
户外公共区域	65	0.59
公共厕所	40	0.37
合　计	10945	100.00

（二）区域分布情况

进一步对控烟工单排名前 5 位的场所分区域进行分析，崇明、金山、奉贤、青浦和松江等郊区投诉量较少；而投诉量高的区域主要集中在市区，包括静安、徐汇、黄浦等区以及辖区面积较大的浦东新区和闵行区，这些区域内聚集了较多数量的餐饮商铺和商务楼，造成这种差异的原因还可能有城区居民对于公共场所和工作场所控烟的健康和法律意识更强（见表 4）。

表 4　排名前 5 位的投诉举报场所工单区域分布情况

场所类型	工单分区域数量（占比 %）								
	宝山	长宁	崇明	奉贤	虹口	黄浦	嘉定	金山	静安
餐饮和商业场所	285（7.78）	139（3.79）	28（0.76）	73（1.99）	182（4.97）	243（6.63）	173（4.72）	46（1.26）	284（7.75）
工作场所	120（3.65）	210（6.38）	6（0.18）	20（0.61）	251（7.63）	224（6.81）	77（2.34）	13（0.4）	344（10.45）
住宅楼	188（8.74）	60（2.79）	9（0.42）	68（3.16）	80（3.72）	66（3.07）	209（9.72）	34（1.58）	111（5.16）
文体娱乐酒店	49（6.26）	32（4.09）	16（2.04）	29（3.7）	33（4.21）	61（7.79）	32（4.09）	20（2.55）	79（10.09）
网吧	33（8.68）	3（0.79）	0（0）	23（6.05）	12（3.16）	14（3.68）	40（10.53）	3（0.79）	19（5）

场所类型	工单分区域数量（占比 %）							
	普陀	浦东	青浦	松江	徐汇	杨浦	闵行	无
餐饮和商业场所	311（8.49）	652（17.79）	111（3.03）	158（4.31）	230（6.28）	296（8.08）	422（11.52）	31（0.85）
工作场所	254（7.72）	717（21.79）	52（1.58）	78（2.37）	403（12.25）	219（6.65）	289（8.78）	14（0.43）
住宅楼	184（8.55）	420（19.53）	107（4.97）	131（6.09）	163（7.58）	87（4.04）	204（9.48）	30（1.39）
文体娱乐酒店	61（7.79）	132（16.86）	25（3.19）	47（6）	42（5.36）	44（5.62）	74（9.45）	7（0.89）
网吧	19（5）	74（19.47）	27（7.11）	30（7.89）	20（5.26）	15（3.95）	42（11.05）	6（1.58）

（三）投诉举报内容

工单内容最多的两大核心问题是禁烟场所存在吸烟现象、无人劝阻或管理；分别为 1454 条和 245 条；禁烟场所无禁烟标识和提供烟具分别为 201 条和 171 条（见表 5）。

表 5　控烟工单主要内容

内容分类	工单数量
禁烟场所有吸烟现象	10682
禁烟场所吸烟无人劝阻或管理	1454
禁烟场所劝阻无效	245
禁烟场所无禁烟标识	201
禁烟场所提供烟具	171
禁烟场所吸电子烟	65

三、结论与建议

（一）加强控烟监管和社会共治

从控烟工单的主要投诉内容来看，反映存在吸烟现象和监管不力的工单数量最多，因此，对于违法吸烟行为高发的餐厅、楼宇、网吧、文体娱乐酒店等场所，须进一步加强针对性监管执法，此外将关口前移，日常监督与控烟管理相结合，跨部门协作，坚持集中执法、专项执法与日常执法并重；在冬季要加强对室内公共场所和工作场所的监督检查力度；定期对公众投诉举报较多的场所开展控烟暗访和社会通报，开展定点专项执法，对屡教不改的单位场所给予加重处罚，对整改表现突出的场所给予宣传鼓励，奖惩结合，监管执法与社会监督相结合。

除了控烟执法部门和单位场所积极开展控烟管理、个人守法之外，公众和志愿者也应积极参与控烟社会治理，充分发挥"控烟热力地图"（上海市民控烟线索征集平台）等创新方式方法，同时强化控烟志愿者执行贯彻《执法建议书》制度的力度和成效，形成精准高效地控烟监管模式，发挥广大市民公众、志愿者的积极作用，不断加强控烟社会共治的成效。

（二）加强控烟宣传和室外吸烟点规范化建设

针对市区控烟投诉举报工单量远高于郊区，但实际郊区也存在不少控烟重点难点的实际情况，一方面要继续加强对于投诉举报重点区域的监督检查，另一方面应进一步加强郊区的控烟宣传力度，提高公众对烟草烟雾危害的认识和依法维权的意识。

此外，根据控烟管理"疏堵结合"的原则，应加强对场所指导，在室外规范设置吸烟点，并且配备醒目的引导标识，同时强化场所工作人员及时劝阻违规吸烟和引导室外吸烟点的意识和行动。

（三）加强控烟技防手段

《条例》规定场所责任单位有义务履行巡查管理职责，但往往单位场所范围较大、控烟监管人员巡查成本较高，且吸烟行为时间短暂，给控烟管理增加了一定难度，因此，对于控烟投诉举报的重点区域如楼梯间、厕所、包间等，可以通过合理采用技术手段，如烟雾报警器、环境监测仪、视频识别等技术手段来监控和警示违规吸烟行为，同时结合日常巡查和管理，可以达到场所控烟管理事半功倍的可持续成效。

（四）加强"电子烟"和"吸游烟"危害宣传

投诉举报工单内容中"电子烟"相关的问题，已经受到越来越多市民的关注，电子烟、禁烟、控烟条例、管理部门、公共场所等词汇频繁出现在工单中。世界卫生组织明确提出：电子烟有害公共健康，更不是戒烟手段，必须加强对其进行管制，杜绝对青少年和非吸烟者产生危害。因此，不仅要让公众了解电子烟的知识，也必须让场所管理和执法部门的工作人员知晓有关专业知识，共同警惕和抵制电子烟危害，同时积极推进将电子烟纳入《条例》室内禁烟管理范畴。

投诉举报中住宅楼和户外公共区域"吸游烟"的二手烟危害问题同样受到市民的关注，虽然室外"吸游烟"情况尚未纳入禁烟范围，但仍应加强宣传倡导，规范重点区域和人群密集的室外吸烟行为，减少二手烟影响，保护公众健康，同时细化《条例》，将其纳入控烟管理范畴。

上海儿童青少年健康教育活动现状与发展对策

徐　新*

新时代学校健康教育工作，是全面推进健康中国建设的重要基础，是加快推进教育现代化、建设高质量教育体系和建成教育强国的重要任务，是大力发展素质教育、促进学生全面发展的重要举措，也是致力于提升学生健康素养、为学生健康成长和终身发展奠定基础的举措。在当前"双减"和"五育并举"的大背景下，校内健康教育师资相对短缺、人员相对不固定，如何以课外活动有效开展儿童青少年的健康教育，研究掌握儿童青少年健康教育活动现状以及面临的困难和挑战，提出提升儿童青少年健康素养的对策和建议，具有重要意义。

一、上海儿童青少年健康教育活动基本概况

1. 上海儿童青少年健康教育活动现状

上海自 2008 年起连续举办青少年健康教育主题活动，至 2021 年已经连续举办 13 年，活动以"为了每一个学生的终身发展"为指导思想，坚持"健康第一"的核心理念，以"健康生活，幸福成长"为主题，面向教师（卫生保健人员、健康教育人员）、学生（以中小学生为主体，上

---

* 作者系上海市科技艺术教育中心工作人员。

延至高校，下延至幼儿园，辐射到职校）以及家长，立足活动育人，整合各方资源，形成了上海健康教育的一张新名片。

2．上海儿童青少年健康教育活动实施内容

经过多年的发展，活动内容不断增加、形式不断丰富、渠道不断拓宽，可以分为七个方面的内容：一是线上活动。有网上知识竞答，如青少年健康知识竞答和中职校"身心健康"在线知识竞答等；有作品征集活动，如传染病防控手抄报征集活动、青少年护眼创意作品征集活动、"食育"主题海报征集活动、"口腔与健康"图标主题评比活动、结核病防治主题黑板报评比、洗手主题图标征集活动等；有网上签名活动，如"拒吸第一支烟做不吸烟新一代""拒绝含糖饮料"倡议签名活动。二是健康资源进校园。有宣传进校园，如疾病防控、近视防控、食品安全、口腔健康、洗手、艾滋病等主题海报，也有食育餐垫、视力表、口腔图标等宣传品。三是科普活动。有知识与技能培训，如面向管理人员和教师的暑期中小学幼儿园校（园）长集中专题宣教培训、疾病预防培训、近视防治培训、食品安全培训等，有科普宣讲，如面向学生的近视防治、疾病防控、食品安全、应急救护、青春期等教育讲座；有编制资源，如开发健康教育标准化课件、制作健康宣教科普视频、编制健康宣教资源包等；有出版读物，如校园食品安全系列读本、新时代学生食育读本、防治近视绘本、控烟绘本等。四是现场活动。有研学活动，如健康夏令营；有比赛，如小学组小品赛、初中组现场知识竞赛、高中组辩论赛等；有亲子活动，如青少年健康主题现场活动、"目"浴阳光防近视定向赛、控烟主题活动、洗手主题现场活动、寻找身边的中医药材活动等。五是评比。有健康教育示范课、学校健康促进案例、学生健康社团等评比。六是交流。有长三角学校卫生与健康教育交流活动、学校卫生保健人员技能比赛、中小学健康教育教学现场研讨等。

二、上海儿童青少年健康教育活动推进的主要举措

活动始终坚持"健康第一"的核心理念，着眼于学生的健康成长和终身发展，立足活动育人，服务于学生、教师、学校、社会，以活动形式丰富健康教育途径和内容，积极构建新时代学校健康教育体系，提高健康教育的教学质量和学生的健康素养，促进学生养成健康的生活与学习方式。

1. 坚持创新融合，丰富活动途径

活动组织以"融合"为关键词，多领域谋划，健康教育主体内容得到不断扩充，活动领域从最初的食品安全，至2021年已经涉及食品安全、疾病防控、近视防控、新冠防控、中医药文化、青春期教育、口腔保健、控烟禁烟、垃圾分类、日常保健等方面，内容涵盖了中小学健康教育领域中的健康行为与生活方式、疾病预防、生长发育与青春期保健、安全应急与避险，同时紧紧围绕学校卫生与健康教育工作重点，结合健康主题日，形成了"一网一营两评比三比赛三专题六主题日"①的宣教模式，通过普及、比赛、体验和以评促建等方式，推动活动的深入开展。

2. 建立长远机制，扩充教育渠道

构建活动组织体系，健康教育活动由市教委指导，市科技艺术教育中心具体组织实施，在组织过程中整合各方资源，联合市级卫生、市场、红十字会等系统职能单位共同开展；区级层面，由区教育局统筹协调，区青少年活动中心、区教师学院具体推进；校级层面，在区级单位的发动下或者自主关注到活动讯息，组织师生参与活动；个人参与者，在各级组织者的发动下或自主关注到活动讯息主动参与到活动中。形成活动

---

① 一网：健康知识网上竞答；一营：健康夏令营；两评比：青少年儿童健康促进案例和"金点子"征集评选活动、青少年健康社团评比活动；三比赛：小学组小品赛、初中组现场知识竞赛、高中组辩论赛；三专题：近视防控、疾病防控、食育；六主题日：世界防治结核病日、全国爱国卫生日、世界无烟日、全国爱牙日、全球洗手日、世界艾滋病日。

菜单机制，以宣教为重点，通过多种形式，满足不同群体的需求，由学校、学生根据活动菜单自主选择参与。建立保障机制，为保障活动的顺利开展，开发了网上系统，发放健康资源、开展网上活动、搜集作品、展示作品、发放证书等，在健康教育活动的众多项目中，目前初中组现场知识竞赛列入"初中学生综合素质评价"的内容。

3．实现资源共享，提升育人功能

活动在组织过程中将教育、卫生、食药监、红十字会以及社会团体和媒体等各方资源进行融合，跨部门合作，在活动组织上、资源利用上形成"共享"，开创了学校健康教育合作新局面。如，疾病防控与市疾病预防控制中心合作开展，近视防控与市眼病防治中心合作开展，健康促进与市健康促进中心合作开展，食品安全与市食品药品安全委员会办公室合作开展，中医药与上海中医药大学合作开展，等等。跨平台宣教，形成互补宣教架构，形成以"上海学生活动网"为主要的发布平台，以"上海儿童青少年健康"微信公众号为主要的科普平台，以"学生健康素养线上服务平台"为主的资源共享和学生健康素养测评平台，各平台的内容从不同的展现形式形成互补，多形式全方位地为学校、师生和家长提供健康宣教。

4．推动区域交流，促进健康宣教发展

健康宣教由于学校实施人员的不同以及资源使用的差别，造成学校健康宣教的开展不均衡不充分。以活动为推手，立足于交流和成果共享，加速跨区域的共同发展，如以区与区之间联合开展活动实现区际间的交流，以市级的现场交流和展示实现区域间的互通；以长江经济带范围内的活动和资源分享实现省市间的共融，如开展长三角学校卫生与健康教育交流活动，疫情期间举办了上海和武汉两地中小学生"防控传染病—手抄报制作"线上战役活动，还将制作的工作手册和资源与周边省市进行共享。通过跨区域的形式，促进健康宣教的均衡、长远发展，实现健

康宣教的共享共融、优势互补、互联互通。

经过多年的积累，活动影响提升，宣教成效显著。至 2021 年，拥有 9 个主题 40 套题库、13 个领域千余份资源；公众号发布推文近 1500 篇，关注量累计超 27 万人；出版读物 12 册；活动每年直接参与人数超 30 万人，覆盖全市大中小幼学生。儿童青少年健康知识掌握度明显提升，据国家统计局上海调查总队发布的报告显示，上海市中小学生食品安全知识知晓度从 2016 年的 73.6% 提升至 2020 年的 86.3%。此外，项目被评为新时代健康上海建设优秀案例，"培养健康的学习生活方式，预防近视"宣传视频和《上海市中小学校园食品安全读本》在首届全国"青少年健康促进典型案例"评选中，分别荣获宣传片奖和优秀图书奖。

三、上海儿童青少年健康教育活动存在的主要问题

为深入了解上海学校健康教育活动的开展情况，本研究在查阅文献的基础上，对区教育局、区青少年活动中心、区教师进修学院、学校等健康教育活动组织者进行问卷调查以及访谈，结合问卷调查和访谈的结果，综合得出以下几点问题：

1. 学校健康教育活动形式仍需持续增加

据调查数据显示，上海青少年健康教育活动组织工作相同率、相似率为 32.5%、47.5%，而相异率为 20%，反映出当前学校健康教育活动组织工作内容的相似性，以及在组织过程中的不平衡性及其差异性。在对健康教育活动所开展的各项子项目分析时发现，各项目间的关联性不足，即各项目之间相互独立，未能有效结合，造成项目不可替代性不足。

在组织健康教育活动中，不同年龄组参与的活动类别差异明显，初中一、二年级和高中一、二年级的学生参与现场活动的比例显著高于线上活动类型。初三年级和高三年级则更愿意选择宣教材料（占比 50.4%）和线上活动（占比 42.5%）。

由表1可知，不同年龄组与现场活动形式呈负相关趋势，r值为 -0.453，随着年级的增加，学生参与现场活动的意愿度降低。现场活动与线上活动和宣材料形式的活动之间差异显著，r值分别为 -0.826* 和 -0.895**。此外，线上活动与宣教材料形式的活动间呈正相关，r值为 0.494。

表 1　不同年龄组参与活动类别之间的相关性分析

皮尔逊相关性系数（r）	年龄组	现场活动	线上活动	宣教材料	其他
年龄组	1	−0.453	0.726	0.122	0.361
现场活动		1	−0.826*	−0.895**	0.092
线上活动			1	0.494	0.196
宣教材料				1	−0.376
其　他					1

注：* 在 0.05 级别（双尾），相关性显著；** 在 0.01 级别（双尾），相关性显著。

个人兴趣不浓是影响学生参加健康教育活动的最主要因素，调查显示，31.1% 的教师认为是学生个人兴趣不浓。

2. 活动组织的师资培训机制建设尚未健全

尽管上海对"学校健康教育"着重加以阐释，对儿童青少年健康加以重视，但对学校健康教育人员的系统性培训尚未形成全面的完整机制。健康教育活动涉及的领域较多，活动形式也多，但对于学校参与活动的师资培养尚未形成有效组织，以致教师组织理念和效果存在差异，未能推进教师的能力发展以及提升教师对健康教育活动的组织能力。健康教育活动师资培训平台不足，也造成教师间实质交流不足。据访谈结果显示，截至 2021 年，只开展了针对辩论技能的培训。在健康教育活动组织中，有 42.5% 的被调查者明确认为参与健康教育活动师资的组织培训很重要。健康教育活动的师资培养将成为提高健康教育活动成效的重要途径。

3．健康教育活动与学校日常教学相结合有待进一步融合

当前学校健康尚未完全列入课表，多以专题课或校园广播的形式开展。健康教育课尚未拥有科学的、有体系的教学大纲，造成课程多以健康主题日为主体的内容。上述情况，造成健康教育的学生课外活动相对较少，教学形式也相对单一且不成规律，使得学校参与健康教育活动的组织工作情况不均衡，活动与校内课程活动结合不充分，师生缺乏主动性。市级健康教育活动虽作为一种教学补充，但未能与课内的教学形式和活动形式有效结合，如校内和综合素质评价中的综合素质纪实报告，目前尚未涉足。

数据显示，虽然健康教育工作已在稳步开展，但是在学生群体中的重视程度和反响并不高，如果健康教育工作在组织实施过程中，只停留于追求形式上的开展，对于学生实则无法起到积极的意义，难以激发学生参与热情。在"对开展健康教育活动效果是否满意"中，只有27.5%的被调查者给出了肯定答案，42.5%的被调查者认为效果一般，这表明基层组织在参与健康教育活动时仍有很大改进空间。

4．评价机制有待进一步完善

健康教育活动的目的为传播健康知识，虽然在组织过程中编制宣教资源包作为活动的参考内容，同时以微信推文的形式加以宣教，但对于学生如何参与活动指导甚少，而是以最终结果进行展示或评比，未能对活动开展项目化管理，对健康教育教学体系建设促进作用有限。活动未能真正实现过程性评价。

调查结果显示，22.5%的被调查者认为活动的激励政策不够；被调查者对于健康教育活动激励政策了解程度偏低，62.5%的教师知道但不了解相关激励政策，37.5%的教师了解激励政策，说明对活动激励政策研究不透彻，缺乏对政策的宣传和解读。截至2021年，综合素质评价下健康

教育活动激励政策体系尚未完全建成，初中学生综合素质评价已将健康教育列入其中，但高中尚未列入。同时，未能与校内评价体系有机结合，缺乏对于政策的宣传和解读，实践起来相对困难。

四、完善上海儿童青少年健康教育活动的发展对策

1. 融入健康教育大局

把准总体战略定位，切实围绕实施健康中国战略、健康上海建设主题，落实中小学健康促进行动等各项任务。健康教育活动要始终坚持服务为本，以综合素质评价为抓手，从学生的身体健康、行为习惯健康、情感健康、意志健康出发，培植综合的健康力，通过健康教育活动激发学生自我健康教育的能力和自主成长的精神力量。

2. 完善组织管理体制

（1）完善规划与制度体系

对上海学校健康教育活动的工作制定中长期发展规划，将学校健康教育纳入课程标准，加强学生健康意识；在宣教资源编制基础上，制定健康教育课程教学大纲，明确不同年级、不同学段学生健康教育要求；结合校内课程和校本课程的建设，丰富健康教育课程形式，开展多样化活动。

（2）创新活动组织模式

健康教育活动的持续开展，组织模式须与时俱进，利用新媒体、新工具突出创新理念，全面融入"五育并举"和"双减"工作中。活动需以创新为导向，以学生兴趣为出发点，鼓励学生踊跃参与。健康教育活动的开展应结合校内课程及活动，构建活动主题文化氛围。以普及为基础，通过开展网上知识竞答、资源编制、发放宣传品等，结合健康宣教与竞赛形式，共同为健康教育活动有效开展而服务，同时将健康教育活动中的各项子活动进行有机融合，促进项目间的关联，提升参与者的积

极性以及活动的综合影响力。

（3）建立组织管理制度

健康教育活动组织管理制度需进一步完善，需包含对于健康教育活动的管理、监督和验收，以提升健康教育的教学地位，增强教师对学生参与活动的指导，规范活动成果验收和管理，对活动开展项目化管理，使活动在完善的组织管理制度下有序进行。

（4）扩充活动项目形式

根据健康教育内容，健康教育活动突出与校内课程活动和学生综合素质评价相结合，可扩充活动项目形式，如社会纪实报告，报告内容与健康教育相结合，如学生可去菜市场观察菜品或参与近视防控主题活动等；可以专家送教上门，补充教学以及丰富15:30放学后的看护服务。

3．加强师资队伍建设

在实施素质教育活动中，建设高素质的教师队伍，是提高健康教育教学效能的关键所在。加强教师队伍培养，建立健康教育活动组织师资培训机制，可将综合素质纪实报告作为教师的过程性评价纳入考察标准，增强教师间协作交流和经验分享。

4．优化激励评价机制

制定激励标准的重要参考依据是对于健康教育活动的合理评价。现有的评价制度中，将数量、获奖情况等作为衡量依据，难以反映出真实活动开展的效果。优化激励评价，可以从奖项设置入手。对学生设置物质奖励及精神奖励，激发学生参与兴趣；对教师设置教师优秀组织奖，总结优秀教师经验，让教师处于管理主导地位。通过不断的正强化，激发学生与教师参与健康教育的活动热情，提升自身的健康素养。

时间银行：上海实践
及其优化策略

于 宁*

一、时间银行：历史背景与现实意义

（一）时间银行产生的历史背景

时间银行概念源自耶鲁大学的法学博士埃德加·卡恩于1980年提出的"时间货币"，其宗旨是通过支付时间来换取帮助与服务，而时间银行则是时间货币流通的桥梁。在时间银行，成员通过为他人提供公益服务来储蓄时间，当自己需要帮助时，可从时间银行支取之前存入的服务时间，用以兑换他人对自己的公益服务。时间银行的设立初衷是希望以这种模式挑战"金钱"经济，重新建立一个关于家庭、亲人、邻里和社区的"核心"经济，使交换建立在责任与互惠的基础上。

目前，时间银行已在全球数十个国家得到推广，美国华盛顿特区的"时间币"组织、比利时、意大利与英国的"时间银行"、日本的"照护门票"系统、中国香港的"时分券"等都是其典型代表。据统计，美国现有115家时间银行，在缅因州，人们可以用"时间币"换取吉他课程和园艺服务；在加利福尼亚州，"时间币"可以用于理发；在密歇根州，人们可以用"时间币"换取水管维修等服务，还可以免费学瑜伽。时间

---

* 作者系上海社会科学院城市与人口发展研究所科研人员。

银行已成为人们缓解经济压力的方式之一。

随着"银发浪潮"席卷全球，时间银行也成为世界公认的解决人口老龄化等诸多社会问题的有效途径之一。作为一种低成本、高效益的社会战略，时间银行的持续健康运行在应对人口老龄化挑战的过程中将产生巨大的社会效益，同时也对推动全社会志愿服务的广泛发展具有积极意义。

（二）时间银行应对人口老龄化的现实意义

第七次全国人口普查结果显示，我国 60 岁及以上人口为 26402 万人，占总人口比重为 18.70%；65 岁及以上人口为 19064 万人，占总人口比重为 13.50%，人口老龄化程度进一步加深。老年人口数量不断攀升造成养老服务供给压力持续加大，养老服务行业人力资源短缺，普遍面临招人难、用人难、留人难的局面，养老服务的供需缺口随着我国人口老龄化进程的加快还将继续扩大，因此，创新养老模式、运用互助共享智慧化的养老模式已经成为一种趋势。

党的十九届五中全会提出要"积极应对人口老龄化挑战"，"健全基本养老服务体系，发展普惠型养老服务和互助性养老"解决养老难题。倡导相同年龄段以及不同年龄段老人之间互帮互助、提供力所能及的服务，探索实践各种类型的互助养老模式，既能有效开发老年人力资源，也能缓解养老服务供给不足的现实。我国《"十三五"国家老龄事业发展和养老体系建设规划》第九章"扩大老年人社会参与"中提出："发展老年志愿服务：推行志愿服务记录制度，鼓励老年人参加志愿服务，到 2020 年老年志愿者注册人数达到老年人口总数的 12%。"这为时间银行互助式养老模式的发展提供了依据。养老服务时间银行模式在互助养老方面具有独特的理念和运作方式，通过招募低龄志愿者进行社区养老服务达到资源的合理配置，以推动积极应对老龄化。时间银行模式在丰富养老资源、缓解养老压力、促进积极老龄化和社会融合等方面优势突出，已受到社会各界广泛关注。

93

时间银行存储记录的是志愿者们对老年人的服务时间，这些时间可以在志愿者本人有需要时提取，用以兑换其他志愿者的爱心帮助。通过服务时间的循环与积累，生活有余力的人被调动起来参与志愿服务，居家养老的人多了一份家门口的公益保障。从一些地方的实践看，时间银行模式不仅有助于降低社会综合养老成本，还能够促进社区内人与人之间的情感联系，实现互助养老，爱心循环。

据预测，"十四五"期间，全国老年人口将突破3亿人，5—10年后，随着第一代独生子女父母进入中高龄阶段，养老服务将面临更大挑战。面对目前我国日趋弱化的家庭养老功能，推广时间银行这一志愿服务的创新模式，可以缓解不断扩大的老年照料和服务压力。时间银行作为一种代际循环互助的养老模式，对健全社会养老保障体系，实现老有所养具有重要意义。目前，民政部已将时间银行纳入全国社区居家养老服务改革试点范围，探索能够在全国推广的运行模式。

二、上海实践：从基层探索到全市推广

上海作为全国最早进入老龄化社会的城市，《2020年上海市老年人口和老龄事业监测统计信息》以户籍人口为统计口径的数据显示，2020年末60岁及以上老年人口数为533.49万人，占总人口比重高达36.1%，超过三分之一；65岁及以上老年人口数为382.44万人，占总人口比重高达25.9%，超过四分之一；80岁及以上高龄老人数为82.43万人，占全市60岁及以上老年人口比重为15.5%。伴随着上海人口老龄化进程的加速，高龄化程度也居高不下，对养老服务的需求日益紧迫，这也为时间银行互助养老模式的形成提供了契机。

（一）基层探索

1998年，上海市虹口区晋阳居委作为我国第一个时间银行试点正式运行，率先创建了本土化的"时间储蓄"养老服务模式，但在运行十余

年后走向了"破产"。不同志愿服务强度不好计算、纸质"时间存折"容易遗失、搬家之后"存折"难兑现等制度管理与技术操作问题，导致志愿者存进的服务时间不能兑换自己需要的服务，最终成为"坏账"。

晋阳居委对养老服务时间银行模式的探索虽然未能实现长期持续运行，但是对时间银行模式今后的推广却具有重要意义。通过这次探索实践可以看出，时间银行仅靠街坊间小范围的自发组织与封闭运行，缺乏制度管理、技术支持与保障体系，是难以形成规模，实现良性循环、持续运行的。因此，近几年新一轮的尝试中，政府部门开始在时间银行养老模式建设中发挥更重要的作用，并融入现代技术解决机制问题，旨在提升进一步推广的可能性。

（二）区级试点

为缓解上海市日益严峻的人口老龄化问题及养老资源供给不足问题，2019年上半年，根据上海市委领导批示精神，上海市民政局开展了时间银行相关调研工作。2019年7月，上海市民政局在虹口、长宁两区启动养老服务时间银行项目试点工作，制订了《关于在虹口区、长宁区开展养老服务"时间银行"项目试点工作的指导意见》，指导虹口、长宁两区开展时间银行试点，鼓励个人为老年人提供非专业性的养老服务，按照一定的规则记录服务提供者的服务时间，储入其时间银行个人账户，将来可兑换相同时长的服务。服务内容以非专业性、非家政类且风险可控的服务内容为主，包括情感慰藉、协助服务、出行陪伴，以及各类文体活动、健康科普、法律援助、培训讲座等。两区按照指导意见的要求，制订了本区试点方案，分别选取条件成熟的街道进行试点。2020年8月，上海市民政局在总结试点经验基础上，出台《关于扩大养老服务"时间银行"项目试点工作的通知》，扩大了项目试点范围，覆盖徐汇、长宁、普陀、虹口、杨浦五区各街镇。实践证明，政府部门主导下的时间银行互助养老模式，不仅运行效率得到提高，而且其模式信用度也得到增强，由此具备了进一步推广的可能性。下文将对第一阶段试点的虹口、长宁两区以及第二阶段试点中的杨浦区①开展养老服务时间银行项目试点工作进行概况回顾。

1. 虹口区时间银行项目试点概况

2019年6月以来，时间银行试点工作已在虹口区全面展开，相关部门还专门开发了时间银行微信小程序，年满60岁（女性可以放宽到50岁）到70岁，身体健康、能自理且有服务意愿的退休人士，都可以在该小程序进行申请，并根据发布的需求"接单"，虹口区的部分高龄、独居、困难老人等成为第一批接受时间银行服务的对象。

截至2020年9月，虹口区养老服务时间银行已有注册人数2662人，提供服务者1244人，服务对象（受益老人）1418人，发布需求817次，累计完成服务803次，累计产生时间币3060个。

统计数据反映出低龄老人对加入时间银行提供服务具有较高的意愿与热情。对于很多原先就投身于养老服务志愿者行列的低龄老人而言，通过时间银行小程序这样的全新模式"接单"，既是一份荣誉，也是一种新的动力。四川北路街道一位有着七年服务经验的资深养老服务志愿者坦言："虽然说本来我做志愿者就不是为了得到什么回报，但是现在有了这个时间银行，我觉得对我的付出是一种记录和肯定。"

除了吸纳低龄老年志愿者加入时间银行项目，虹口区通过单位组织的形式，联系高校学生、企业员工等加入时间银行提供相应服务，逐步充实年轻的新生力量。

2. 长宁区时间银行项目试点概况

从2019年起，长宁在虹桥、天山和北新泾三个街道开展养老服务时

---

① 杨浦区是上海中心城区老年人口数量最多的区，限于篇幅限制，本文仅选取该区进行第二轮项目试点概况回顾。

间银行试点工作。2020 年下半年开始面向全区推广。

虹桥街道创新建立了"1+16+X"的时间银行分行运营工作，即 1 个街道分行、16 个居民区支行、X 个服务基地，其特色项目"家门口助餐服务点"即与时间银行服务挂钩，由于点餐时需要使用智能平板，许多老人不会用，就由时间银行的低龄老年服务者提供助老点餐服务，增加邻里互助，让更多老年人真切享受到家门口的实惠与邻里之间的关怀。街道还持续深化服务基地公益活动内容，推出了时间银行十大服务项目，如"我是代言人""时光记忆师""展厅讲解员""学堂师者说"等，一批低龄老人在综合为老服务中心及各服务基地开展了形式多样的为老服务，使更多老年朋友老有所为、老有所学、老有所乐。

北新泾街道时间银行的低龄老人定期向社区里的百岁、独居、困难老人送去温暖和关怀，长期的贴心陪伴也让高龄老人们敞开心扉，诉说分享生活中的酸甜苦辣。例如，家住北新泾的凌老先生有着几十年的理发手艺，得知街道试点养老服务时间银行，他主动申请加入，成为了时间银行的为老服务人员，他定期上门为行动不便的老人义务理发，常常一边剪发一边与老人聊聊家常，让老人们颇感温馨。

天山路街道的低龄老年服务者们定期在社区综合为老服务中心和长者照护之家服务基地内为老人们开展形式多样的文体活动，有的教制彩陶泥，帮助锻炼大脑思维和手部灵活性；有的教唱越剧，丰富精神文化生活。逢年过节，时间银行的文体服务员们还会来到敬老院等服务基地，用丰富的节目为老人串联起一台小型文艺演出，温暖老人们的心灵。

时间银行项目也受到了高龄老人子女的欢迎，因为这种互助式养老模式在一定程度上缓解了子女照料老人的压力，使其在得到适当喘息之后能更好地照顾高龄父母。时间银行互助养老模式的构建，不仅可以解决居家养老服务人员短缺的困境，还为低龄健康老人的老有所为提供具体路径，发挥低龄老年人潜能和创造性。

3. 杨浦区时间银行项目试点概况

杨浦全区时间银行项目志愿者数量已超过1300人，受益老年人达554人。在长海路街道，该项目注册志愿者已达390人，街道社区服务办老龄干部表示，现在时间银行项目中的志愿者还是以中年人和低龄老年人为主，期待有更多年轻人加入，同时不断拓展服务内涵，在现有的陪伴聊天、陪同购物、服务缴费、陪同就医、法律援助、智能设备培训等服务内容的基础上进一步延伸拓展。在帮助关爱老年人的同时，也希望通过这些互助活动，使社区成为一个更温暖的大家庭。

在杨浦区五角场镇，公益机构"助理关爱员"是一个关爱60岁以上独居老人的组织，与社区老人结对的志愿者们被称为"关爱员"。目前，这支运作了10年的关爱员队伍被转入时间银行计划，成为新一批志愿者。关爱员的服务以精神慰藉和陪伴为主，最后，服务对象往往变成了亲人，有的关爱员一直陪伴着高龄老人走到了人生终点。

长期以来，上海大部分街道都有老年志愿者团队，由低龄老人服务高龄老人，从陪伴到交心，志愿者们的关爱覆盖着高龄老人生活的很多方面，但这个群体却较少被关注。时间银行的上线，让老年志愿者们感觉到"被看见了"！

打开时间银行的微信小程序，点击个人账户，志愿者就能看到通过服务时长累积的"时间币"。一小时一个"时间币"，超过1小时40分钟则计为两个"时间币"，一天原则上最高两个"时间币"。在需求发布窗口，高龄老人发布所需的服务，低龄老人或年轻志愿者"接单"。平台还有常设的服务大纲，老人可以在大纲里"点菜"，将自己存储的"时间币"兑换成相应时长的服务。老年志愿者们说，每次点开时间银行小程序，看到自己志愿服务的时间被累计下来，就觉得很有成就感。

4. 时间银行项目试点工作的经验与启示

各区在时间银行项目试点工作中探索取得的有益经验值得向上海全

市推广。

首先，构建四级管理体系。在市民政局指导下，各区民政部门对时间银行进行分级管理，构建起"市区街居"四级联动管理体系。

其次，发挥智慧养老优势。各区通过开发微信小程序（虹口、杨浦）、加载微信公众号（长宁）等方式设立了时间银行操作系统，充分发挥"智慧养老"互联网科技信息技术优势，实现全区统一的养老服务时间银行信息系统，提高时间银行工作的科学性、统计的准确性。

第三，补贴"派币"托底保障。在时间银行项目实行的初期阶段，对当前需要帮助又没有时间币积累的高龄老人，上海市民政部门正通过补贴的方式，拿出一部分"时间币"分派到各区，再由街道分配给有需要的高龄老人，"派币"对象以高龄、残疾和军属优先。

第四，重视吸纳年轻志愿者。例如，杨浦区时间银行允许年轻志愿者将所得的"时间币"，转赠给父母、亲人或者其他有需要的高龄老人，不用等几十年后才"兑换"出来。目前，杨浦区的上海律佑社会治理法律服务中心以及复旦大学的师生都加入了志愿者团队，为老年人提供日常陪伴聊天、法律援助、心理咨询和健康保健等帮助。同时，时间银行小程序的日常运营管理也有大学生志愿者积极参与。

（三）全市推广

2020年12月30日，上海市十五届人大常委第28次会议表决通过了《上海市养老服务条例》。2021年3月20日，《上海市养老服务条例》正式施行，其中第四十二条关于"时间银行"的规定明确指出，鼓励和支持老年人开展社区邻里服务、低龄健康老年人与高龄老年人结对关爱等互助性养老服务，探索建立互助性养老服务时间储蓄、兑换等激励、保障机制。这意味着"时间银行"作为养老服务体系中的一项辅助性组成部分，将由法规护航，以形成长效机制，保证其长久运营。

随着上海人口老龄化程度不断加深，时间银行服务模式具备了更多推广的现实条件。2020 年底，上海 60 岁及以上户籍老年人口已达 533.49 万人，其中 60—64 岁老年人口占老年人口总数的 28.3%，80 岁及以上高龄老人占比为 15.5%，两者比例接近 2:1，如果能通过时间银行互助养老模式充分调动 60—64 岁活力老人的积极性参与照顾 80 岁及以上的高龄老人，就能在很大程度上缓解高龄老人养老服务需求的压力，同时也有助于推动时间银行互助养老模式形成规模效应，更有力地保障模式的持续运行与养老服务的代际兑换。

在前期试点基础上，2021 年 11 月 9 日，上海市民政局出台《关于本市推行"养老服务时间银行"项目的通知》，在全市范围内全面推行"养老服务时间银行"项目。目前，"上海养老时间银行"线上平台正在上海全市逐步推广。通过微信小程序，老年人能在平台发布服务需求，志愿者能看到这些需求并接收"任务"，也能看到自己积累的"时间币"数额等信息。

截至 2021 年 10 月底，上海养老时间银行共计注册"时间银行"服务提供者 9857 人，完成服务时长（时间币）15922 小时，共计服务老年人（服务对象）14230 人。服务提供者主要为低龄老年人，其中 50—59 岁的占比 14%，60—69 岁的占比 55.7%〔另有部分未到 50 岁的中青年志愿者（占比 13%）和部分刚满 70 岁的服务提供者〕。

养老服务时间银行项目在上海全市范围内推广，有助于激励并规范社会成员为有需求的老年人提供服务，同时也为自己今后的养老服务需求储备时间货币购买力。时间银行作为互助养老服务模式的一种有益尝试，未来实践中还将进一步完善制度设计，优化运营模式。为此，《上海市养老服务条例》中有关"探索建立互助性养老服务时间储蓄、兑换等激励、保障机制"的原则性规定，也为实践探索预留了制度空间。

三、瓶颈分析：供需规模与持续运行

（一）供需规模亟待扩大

时间银行作为上海市深化养老服务体系建设的探索，支持和鼓励低龄老人为高龄老人提供非专业性的养老服务，按照一定的规则记录服务提供者的服务时间，储入其时间银行个人账户，用于将来兑换相同时长的服务。从试点情况来看，当前上海市已开展的时间银行项目中，养老服务的供给量与需求量总体上处于数据平衡状态，但与上海深度老龄化的养老服务供需现状尚不匹配，其整体供需规模均亟待扩大。

时间银行的基本模式是鼓励和支持个人为老年群体提供非专业性的养老服务，但在实践中主要是以互助养老模式开展，即采用志愿服务的模式，鼓励低龄老人服务高龄老人，以缓解养老服务市场上因人力资源不足而难以购买服务的问题。时间银行通过提供养老服务的供需匹配的志愿服务活动闭环模式，整合低龄老人的人力资本，以满足高龄老人的养老服务需求，该服务闭环的基本运行机制为"低龄老人服务高龄老人存储时间币—低龄老人进入高龄阶段后支取时间币—（前一代低龄老人）用时间币兑换新一代低龄老人提供的养老服务"。时间银行互助式养老模式旨在充分开发老年人力资源，实现老龄化社会"以老养老"的资源整合，同时也体现出积极老龄化"健康、保障、参与"的核心理念，通过正向激励和兑付机制，为养老服务的可持续发展提供有力保障。

从时间银行养老服务需求的角度来看，2020年底上海户籍60岁及以上老年人口占总人口的比重高达36.1%，老年人口规模已超过500万人，80岁及以上高龄老人达82.53万人，而获得过时间银行养老服务者仅为1万多人，这意味着时间银行在项目知晓度、服务可得性、老年人观念等方面均有待提高。

社会上有部分人对"老有所为"的认知存在偏颇，着重强调老年人在经济活动中创造价值，这样的认知相对狭隘，会导致部分低龄老人在实践层面上只重视"返聘"等重新参与专业劳动力市场的经济行为，而忽略了其作为养老领域人力资源补充的重大战略价值，使其"老有所为"的范围受到限制，不利于时间银行提倡的社区互助式养老服务的规模提升。

101

从时间银行养老服务供给的角度来看，上海市老年人口和老龄事业监测统计信息发布的数据显示，2013—2015 年，上海老年志愿者团队的参加人数依次为 19.35 万人、25.31 万人、30.38 万人；2017 年为 35.61 万人；2020 年在上海志愿者网实名注册的老年志愿者高达 182.32 万人。[①]而实际提供时间银行服务的仅不到 1 万人，两者之间的缺口也反映出时间银行巨大的发展空间以及打造服务供需之间信息平台的紧迫需求。

（二）持续运行面临挑战

时间银行作为探索互助养老的新模式，实践之初也面临着持续运行的挑战。

1. 志愿者年龄结构有待优化

从时间银行可持续发展的角度来看，当前 50 岁以下中青年志愿者的参与比例较低，如前文所述，全市最新数据仅为该项目志愿者总数的13%。更好地吸引这部分社会力量的参与，将提升老龄化社会的活力，丰富老年人的生活，也有助于体现养老服务时间银行项目志愿服务代际兑换的本质，更有助于实现养老服务时间银行的可持续运行。从现行政策来看，时间银行项目对年轻人志愿服务的认可仅体现为出具志愿服务证明，并不提供时间币兑换将来所需的养老服务。

以全国数据为例，随着社会进步和国民素质提高，中国实名注册的志愿者人数已超过 1.69 亿人。但每年真正从事志愿服务超过 20 小时的志愿者仅占总注册人员的 20% 左右，很多人的积极性并没有被调动起来，这也反映出志愿服务管理体系有待于进一步优化完善。

2. 志愿服务计量标准有待完善

在时间银行项目试点中，不同场景涉及的服务需求是不同的，其完

---

① 以上两类数据由于统计口径不同，所以不具可比性，但能反映上海老年志愿者规模显著扩大的趋势特点。

成难度也必然有所差异。现行制度设计以 1 小时为一个服务时间单位，以时间币的方式进行记录存储，即 1 小时等于 1 个时间币。个人每日存储时间一般不超过 2 小时。不同难度的养老服务按照同等时长进行兑换，就会造成同等数量的时间币在不同服务供给与服务需求之间不能形成价值匹配，因此，可能导致完成难度相对较高的服务项目缺乏志愿者参与，更多志愿者将趋向于提供较为简易的服务项目。也就是说，时间银行项目如果只是简单记录服务时间而不考虑服务难度，就会打击志愿者的参与积极性，同时也会导致志愿者在提供志愿服务时以完成难度为标准择轻避重。

四、优化策略：同步扩大供需规模，多元推动持续运行

（一）同步扩大供需规模

1. 加强宣传，提高知晓度；转变观念，体现互助性

一方面，要加强宣传，通过人际传播、组织传播和大众传播相结合的方式广泛宣传时间银行的概念、特点与优势，提高时间银行项目在广大市民尤其是老年群体中的知晓度，使更多老人了解时间银行、信任时间银行、需要时间银行。

另一方面，要促进"老有所为"的观念转变，因为观念直接影响低龄老人参与时间银行的实践走向。通过对积极老龄化核心理念的推广宣传，使更多老人尤其是低龄老人对"老有所为"的含义形成更准确的认识，真正理解老年人"社会参与"的价值感不仅仅体现在经济领域，而且更多地体现在社会领域，体现在日常生活，通过参与时间银行项目的志愿服务就能充分发挥自身老年人的人力资源作用，同时也能为自己将来进入高龄阶段储备服务所需的时间币资源。由此吸引更多低龄老人参与到身边的时间银行项目，使时间银行为"老有所为"与"老有所养"结合赋能，整合开发全社会老年人力资源，满足高龄老人的服务需求。

103

2．扩大供给，提升可得性；打造平台，对接供需方

充分开发老年人力资源需要搭建能使供需双方及时充分对接的信息平台。因此，应当建立和完善老年人力资源开发服务管理体系，该体系应当包括有效的组织管理职能机构、完善的中介服务对接平台与先进的网络信息技术支撑，特别应当充分发挥大数据时代的信息化优势，构建全市性的老年人才信息库，将有意参与志愿服务的各类老年人才的基本信息、专长特点、服务意愿等信息悉数录入，在时间银行有服务需求时进行迅速、有效的匹配与对接。

同时，为了吸纳更多各年龄段的志愿者加入时间银行项目，应当充分利用现有的志愿服务网络平台进行信息采集，例如：打通上海志愿者网与时间银行之间的服务提供者信息通道；又如：借助"公益上海"平台的影响力，依托平台做实做强，与公益护照实现联动。政府主导，社会参与，搭建更多元更广泛的信息平台，助力养老志愿服务供需信息有效对接。

（二）多元推动持续运行

1．通存通兑：年轻志愿者与老年志愿者相结合

时间银行项目作为一种新型的互助养老模式，其全市推广工作还处于初始阶段，项目内的第一代高龄老人自身并无时间币储备用以兑换养老服务，作为过渡阶段办法，根据当前政策条款，可通过财政托底与中青年志愿者捐助时间币的方式为其储备。相信经过数年的全面推广与稳健运行之后，时间银行项目在下一代老人进入享受服务年龄段时应已完成过渡。此时，青年志愿者的养老服务应当与其他各类志愿服务"通存通兑"，使其不仅能用于未来养老需求，也能用于当前生活工作与学习的需要，由此将提高中青年志愿者的积极性，同时推动全社会志愿服务形成良好氛围。

相关调查显示，上海志愿者选择对提高志愿服务积极性最有效的激励机制时，排在第一位的便是"建立健全时间银行制度，将来换取相应服务"，选择比例达到 36.2%，这说明当前最受志愿者青睐的激励机制是"服务激励"，即"以服务换服务"。

具体而言，"通存通兑"，意味着时间银行不仅应为中青年志愿者出具志愿服务证明，而且应当保障其同样能使用时间币兑换服务，既可以等自己年长时兑换养老服务，也可以为家中长辈兑换当前的养老服务，同时还可以根据需要兑换当前其他类型的志愿服务，使志愿服务的社会效应与生活需求同时体现，盘活现有志愿者的服务资源，也能引导更多社会成员加入志愿者队伍，促进社会和谐与稳定发展。

2. 多劳多得：智慧管理与人文关怀相结合

为了充分体现志愿者提供的服务类型的差异，时间银行项目应当根据不同类型志愿服务的完成难度制定一套相应的计量标准体系。在记录存储时间时，不仅要记录志愿服务的内容与实际服务时间，还要考虑不同类型、不同难度志愿服务所包含的不同劳动的市场价值。据此形成相应的换算系数，最终存入志愿者账户的应当是经过换算后的时间币数额，以实现服务时间与服务难度的均衡计量，保障时间银行项目的公平性与持续性，也体现出多劳多得的基本价值原则。将智慧管理与人文关怀结合起来，统筹组织，统一标准，将更有利于时间银行服务模式的推广与组织管理。

综上所述，志愿服务既需要内心的热情与积极的行动，也需要社会的认可与价值的体现。时间银行项目恰好为志愿服务提供了这样的正向反馈。通过组织制度化、管理规范化、运作科学化的持续发展，时间银行项目不仅能为积极应对人口老龄化提供充足的养老服务资源，而且有望成为一个新的契机，充分调动社会成员发挥自身专长奉献社会的积极性，营造互助互爱的社会氛围，助力实现"不分年龄人人共享"的社会愿景。

参考文献：

［1］陈功、何丽平：《把老有所为同老有所养结合起来》，《中国人口报》2021年12月9日。

［2］郭剑平、王彩玲、王健元：《社会交换视角下区块链赋能养老服务时间银行发展研究》，《中州学刊》2021年第12期。

［3］贾伟：《办好"时间银行"需要全方位"通存通兑"》，《河北日报》2021年11月1日。

［4］《老年志愿者将自己生命中的10年存进"银行"》，https：//baijiahao.baidu.com/s?id=1686682276518812977&wfr=spider&for=pc。

［5］廖梦玲、郑丽芬：《"时间银行"嵌入社区互助养老模式研究》，《农村经济与科技》2021年第24期。

［6］上海民政：《"养老服务时间银行"项目介绍》，http：//www.shweilao.cn/cms/cmsDetail?uuid=b3397b9c-4a3a-461f-a440-2486a76a3e12。

［7］上海市老龄科学研究中心：历年《上海市老年人口和老龄事业监测统计信息》，http：//www.shweilao.cn/views/index/headlinesList.jsp?type=7。

［8］吴飞：《从单向志愿到网络互惠："时间银行"可持续发展的现实选择》，《理论导刊》2021年第12期。

［9］张迪：《"时间银行"养老模式发展中的问题及优化路径研究》，《现代商贸工业》2021年第22期。

［10］《上海老人在这家"银行"储存时间换取服务，靠志愿者养老行得通吗？》，https：//xw.qq.com/cmsid/20210403A04IRN00。

［11］《在长宁，养老服务"时间银行"正在扩大试点范围！》，https：//www.thepaper.cn/newsDetail_forward_10841688。

超大城市"平战结合"的重大传染病医疗救治体系建设研究

沈　洁　李　丽　朱戈亮　崔宇杰　刘文先

龙奕成　姚　瑶　胡圆圆　田倩倩*

人类社会的文明史就是一部与传染病的斗争史，重大传染病曾经是地球上发病率最高、流行性最广、危害性最大的一类疾病，伴随着人类文明进程而来，并对人类文明产生深刻的影响。新发传染病（Emerging infectious diseases，EIDs）因其不确定性和复杂性，对公众健康和经济发展带来巨大危害。过去的35年，全球至少出现了30种新发转染病，基本每年出现一个新发传染病。全球化进程加快也加剧了重大传染病的全球传播。超、特大城市由于交通便捷、人流频繁、物流密集，容易成为重要受灾点。2020年的新冠疫情全球大流行，再次显示了重大传染病对人类健康和社会发展带来的重大危害。

应急管理是国家治理体系和治理能力的重要组成部分，承担着防范化解重大安全风险、及时应对处置各类灾害事故的重要职责。反应灵敏、运转高效的医疗救治体系是人民健康安全的坚实保障。新冠疫情发生以来，习近平总书记在多个场合提出了"平战结合"①的要求，强调应加快

107

＊　作者系上海交通大学中国医院发展研究院科研人员。

①　具体内容参见下文"平战结合"的概念演化部分。

补齐重大突发公共卫生事件治理体系的短板弱项，建设"平战结合"的重大疫情防控救治体系（图1）。

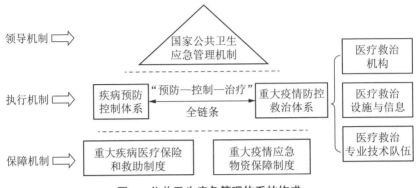

图1　公共卫生应急管理体系的构成

本研究就超大城市"平战结合"的重大传染病医疗救治体系提出设计方案，基于对我国超、特大城市重大传染病医疗救治体系的现状研究，结合国外重大传染病医疗救治经验与启示，探索为上海构建日常高效运行、储备完善有序、疫情突发时能应急转换的"平战结合"医疗救治体系，为上海建设全球公共卫生最安全城市提供专业的对策建议，对于提升超大城市韧性能力，加强完善重大突发公共卫生事件处置具有重要意义。

一、研究方法和过程

（一）研究方法

使用定量研究与定性研究相结合，主要采用文献研究法、政策分析法、实证总结法、经验总结法、要素分析法、专家访谈法、路径分析法等研究方法。

（二）研究过程

本研究聚焦"平战结合"理论在超大城市重大传染病医疗救治体系建设中的具体应用。基于对我国超、特大城市传染病医疗救治体系的现状研究，结合国外重大传染病医疗救治经验与启示，尤其是在新冠疫情救治中暴露出的不足及影响因素，总结"平战结合"理论运用于超大城市医疗救治体系建设的转换机制和关键要素（图2）。

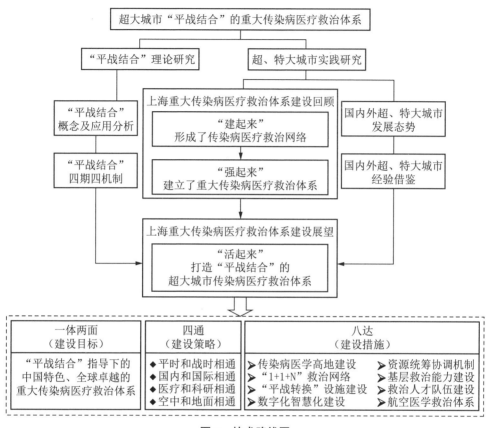

图2　技术路线图

二、"平战结合"理论及其在重大传染病医疗救治体系建设中的延展应用

（一）"平战结合"的概念演化

"平战结合"概念起源于新中国成立后的国防军事领域。1956年毛主席指出，国防工业要在生产上注意军民两用，平时为民用生产，应急时把民用生产转化为军用生产。之后在我国国防科技工业领域，提出了

"平战结合、军民结合、以军为主、寓军于民"的方针。改革开放后，邓小平提出"军民结合，平战结合，军品优先，以民养军"的16字方针，成为我国处理国防建设与经济建设关系的指导思想。应用在我国新时期处理经济与民生建设领域的应急管理，要求政府能够立足战时、兼顾平时，既能在平时服务于民众需求，又能确保战时快速切换，以充分发挥出最大的治理效能，实现管理效率、社会效益和经济效益的三者统一。目前学术界提出，具有立足战备，着眼平时，服务社会，造福人民特征的行为都被称为"平战结合"。

（二）"平战结合"在重大传染病医疗救治领域的适用性分析

1.重大传染病特性要求医疗救治适时进行"平战转换"

一是突发性。具有突然发生的性质，之前没有明确的部署和安排，要求紧急医学救援工作必须要在日常做好行动准备，以常备不懈为原则，并且要求做好应急补充和备份，遇到突发情况时可以"补台"或者为"替补"。

二是紧急性。重大疫情医疗救治非常紧急，甚至可谓"争分夺秒"，指令发出后，要立即集结，迅速行动，容不得一点耽误。这就需要平时有切实可行的预案，并且做好演练和培训，从而确保医疗救治的时效性。

三是不确定性。疫情的发生与发展往往面对着巨大的未知状况，包涵很大的不确定性，例如时间不确定、地点不确定、工作量不确定、工作强度不确定、工作内容不确定等。面对如此多的不确定，就需要在日常形成强有力的跨领域、跨组织体系，才能在紧急状态下发挥不同人员、不同部门、不同组织之间的协同配合。

四是复杂性。重大传染病的致病原因、传播途径、传播指数、诊疗技术、感染率、死亡率等各种情况交织在一起，医学救治的复杂程度大大加剧。对此，需要高水平的临床诊疗、基础研究、药物和疫苗研发等医学技术储备，以及"招之即来、来之能战、战之能胜"的医疗作战能力。

五是持续性。重大传染病医疗救治不是一个简单的医疗过程，包括检测、诊断、隔离、治疗、重症救治、康复等连贯性程序，在某一环节的脱节或者缺失，将对人民健康和经济社会造成重大损失，因此需要医疗救治各环节的密切配合，特别是在暴发期结束进入平稳期后，更加需要持续有效的较长时间治疗。

2."平战结合"可有效增强超大城市医疗救治资源的规划和配置

2003年"非典"疫情最先起于广州和北京，2020年新冠肺炎疫情最先爆发于武汉，都提示了我国的超、特大城市虽然日常医疗资源丰富，但是在传染病医疗救治系统的规划和能力建设上，与城市的快速发展存在不匹配、不充分和不均衡的问题。对于"非典"和新冠肺炎疫情的早期救治研究显示，这些城市在疫情早期都面临医疗资源不足、医疗资源挤兑、疫情快速播散的困境，并出现死亡率高的严重损失，凸显了我国超、特大城市对"平战结合"的准备不足。

"平战结合"从本质上说，是一种危机意识和底线思维——"宁可备而不用，不可用而不备"，只有做好应对极端情况的准备，才能得到充分的安全。反过来，极端情况中采取的应急措施、暴露的突出问题，又会为优化平时的常规体系提供重要的启示和借鉴。基于医疗资源配置和使用的效率要求，在平时不宜过多设置传染病床，而应整合利用不同医疗机构的资源，实现暴发疫情时的快速转换，在满足群众日常健康需求的同时，也为战时状态做好设施设备、医疗人才和反应机制等各要素的准备。

（三）"平战结合"重大传染病医疗救治的四期四机制

应急管理是一个动态循环的过程，美国学者罗伯特·希斯的"4R"危机管理理论，将危机管理划分为四个阶段，即危机缩减（Reduction）、危机预备（Readiness）、危机反应（Response）、危机恢复（Recovery）四个阶段。有效的应急管理需要实现常规状态和紧急状态之间有机衔接，而"平战结合"是畅通衔接机制的有效途径。

本研究结合医疗行业特点，将"平战结合"模式下的重大疫情救治管理过程分为四个前后衔接时期：平时、平战切换期、战时、战平过渡期（见图3），明确"平战结合"四个时期中每个时期的关键任务，并探索四个时期的四项机制。

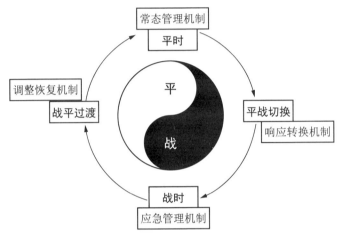

图3 "平战结合"下的重大疫情医疗救治分期管理衔接机制

1."平时"期：常态管理机制

——主要目标。"平时"是重大疫情等突发公共卫生事件发生之前的一段较长的时期，是准备和预防的阶段。这一时期的重点是常态管理机制，以消除风险、提升风险抗击能力为主要目标。

——具体要求。一是要求医疗系统建立训练有素的指挥、管理、技术、保障队伍，加强制度设计、预案管理、规划编制；二是为"战时"应对突发事件做好组织建设、物资储备、人才培养和专业技术能力储备；三是统筹应急资源在"平时"和"战时"的分配和使用，一方面要备足"战时"资源，更要挖掘这些应急资源在平时服务人民群众的日常使用，提升医疗资源的利用效率，特别是综合性医院要统筹考虑"平时"和突发重大疫情时的双重需要，做好感染学科的救治设施、专业技术队伍和物资的储备，定期组织突发公共卫生事件应急演练和技术培训，还应当在基础设施、配套设备上，预留发展转换空间与潜能。

2. "平战切换"期：响应转换机制

——主要目标。"平战切换"期是突发事件即将发生时或发生初期，是缩减和进入响应的阶段。这一时期，疑似病例呈现散发或小规模暴发，多数医院内部日常人流量大、感控管理相对薄弱，医患双方都对疫情认知不足，医护人员对于岗位调整、角色转换存在一定的认识偏差。这一时期强调响应转换机制，以增强抗风险能力和应急处置能力为目标。

——具体要求。一方面，政府应组织专家对重大风险的动态信息加强收集、分析研判并及时预警，按照公共卫生事件应急响应预案实现快速调整。另一方面，医疗机构应配合在第一时间成立院内应急指挥体系，部署"临战"动员并统筹协调各项工作；缩减日常医疗服务节奏，延期或关停部分非紧急的服务项目，引导医院整体工作重心由日常医疗服务向疫情防控转变；针对疫情防控要求，重建院内流程，包括门急诊、发热门诊、入院、手术等关键医疗流程和诊疗规范；严格预防院内感染，医疗服务按院感风险等级分类管理，加强医、患、陪护、护工的感控管理；配合政府，采用专家科普、官网与线下公告、微信公众号等多种途径做好患者宣教工作；提前完善消毒、防护用品的物资采购、储备、调配和使用管理，根据防护要求级别不同，给予不同的防护装备；完善医务人员培训，建立人员储备梯队，为应对后续疫情扩大及外派支援任务做好准备。

3. "战时"期：应急管理机制

——主要目标。"战时"是突发事件发生后的一段时间，此阶段患者数量呈暴发式增长，需要根据防控形势连续升级调整防控政策。这一阶段，需要建立应急管理机制，以科学、高效、及时处置为主要目标。

——具体要求。首先，需要保持持续监测，观察把握疫情的动态变化和规律。其次，按照应急预案的基本要求，领导、指挥、开展突发事件的应急处置工作。最后，组织多方力量参与，战时社会力量和专业人员带领下的非专业人员加入，成为应急处置中不可或缺的力量。对于医疗机构来说，要从日常医疗服务转变为以疫情防控为核心的战时运行管理模式。

4."战平过渡"期：调整恢复机制

——主要目标。"战平过渡"期是突发事件主要处置结束后的一段时间，是恢复与学习的阶段，需要建立调整恢复机制。这一时期强调恢复正常的生产生活秩序，提高下一次同类事件的处置能力为主要目标。

——具体要求。首先，提供必要的政策、资金、人力支持，开展清理重建，迅速恢复原有的医疗服务秩序。其次，消灭风险点与风险源，严格院内感染管理与控制。同时，总结经验与教训，进一步完善和加强应急管理制度，修订应急预案，调整应急规划，补短板、堵漏洞、强弱项，这一学习过程将持续到"平时"继续进行。超大城市还应建设一批"平战结合"形式的医疗机构或者医疗建筑，使医院在满足群众日常就医需求的同时，储备好应对传染病的建筑设施、人才队伍、应急物资和业务流程，为"战时"状态做好可应急转换的各项准备，包括负压病房、ICU病房、呼吸机、人工肺（ECMO）及移动CT等专门设施，"平时"应当能充分利用于日常医疗，"战时"能实现快速转换。

三、上海重大传染病医疗救治体系建设的回顾与前瞻

回顾和展望上海重大传染病医疗救治体系建设，经历了"建起来""强起来"两个阶段，目前正向"平战结合"的"活起来"阶段迈进。

第一阶段"建起来"：形成了"公卫中心定点收治，三、二级医院感染科和发热门诊"共同构筑的传染病防治网络。新中国成立后上海重大传染病医疗体系建设快速发展，以上海市传染病医院为代表的多家市级专科医院不断建设壮大，区县传染病医院和防治所构成的传染病救治体

系基本建成。上海 1951 年在全国率先消灭天花，战胜了 1988 年上海甲型肝炎暴发，防御住 2003 年"非典"疫情。2004 年上海在全国率先建立上海市公共卫生临床中心的集中救治模式，医院设置感染科，全市布局建立发热门诊。

第二阶段"强起来"：建立了"高效指挥、上下协作、内外互动、分层分类、互联互通"的重大传染病医疗救治体系。2020 年上海经历了新冠疫情的重大考验，在上海市委、市政府的统一领导和部署下，上海市强化责任担当，加强筑牢医疗救治体系，包括：集中统一、靠前指挥的应急管理指挥体系；上下协作、分工协调的医疗机构网络；内外互动、多环把关的医疗救治人员；分层分类、高效协作的医疗救治机制；互联互通、智慧联动的设施与信息。构成了强有力的医疗救治体系，形成了上海经验与方案，上海的重大传染病医疗救治体系已经"强起来"。

第三阶段"活起来"：未来在"平战结合"指导下打造具有韧性和活力的超大城市传染病医疗救治体系。

在分析比较国内外典型超大城市案例后发现，这些城市都十分重视重大传染病医疗救治体系建设。一是更加注重更高水平的建设，新加坡将"新加坡传染病中心"升级为"新加坡国家传染病中心（NCID）"，成为集临床救治、科学研究、公共卫生、培训和教育以及社区参与为一体的高端复合专业机构。二是更加注重更强韧性的布局，例如北京从单一的小汤山模式转变为地坛医院、佑安医院、解放军总医院第五医学中心和小汤山医院、中日友好医院组成的"3+2"传染病定点医院救治布局模式。三是更加注重综合实力的加强，广州市八院 2005 年新建 1000 张床位的嘉禾院区，从承担传染病收治的专科特色医院，向多学科建设的综合医院快速发展。四是更加注重"平战结合"的设计和运行，美国医院床位中 ICU 床位占比高达 15%，全功能呼吸机和基础呼吸机与 ICU 床位配比大于 1:1，可转换设施较充沛。五是更加注重分级分层分流的救治，欧美的医院主要收治新冠重症患者，轻症或无症状患者居家隔离治疗，其间由家庭医生／全科医生指导。

四、上海重大传染病医疗救治体系建设面临的挑战及国际经验借鉴

尽管上海的重大传染病医疗救治体系从"建起来"发展到"强起来"，但是面对风险挑战仍然不能掉以轻心。一方面，上海的城市公共卫生安全形势依然严峻，传统传染病在本市时有发生，新发传染病继续不断出现，高流动人口和境外输入风险持续冲击。另一方面，上海市传染病医疗服务体系在结构和能力上仍然存在一些短板，有些是各地的共性问题，有些是上海对标世界一流需加强的问题。具体表现为医疗机构配置不均衡不完善、公共卫生和应急人才培养不足、医院基础设施储备不足、信息化水平有待提高等。上海的重大传染病医疗体系需要在"平战结合"的指导下，增加"活起来"的韧性与效能。

不同的国情和医疗救治体系及医疗资源，种种因素导致了国内外超大城市不尽相同的重大传染病救治体系和救治模式。比较国内外超大城市重大传染病救治体系和救治模式，在新冠肺炎救治中呈现如下特点。

一是发达国家中除了新加坡等为数不多的国家，多未采取集中收治的医治原则，即不设立传染病专门医院，而是在综合医院内设立专门感染科病区和床位来收治传染病患者。因此，在疫情发生时，多家医疗机构压缩日常医疗，扩大传染病收治能力的弹性更大。根据传染病防控原则，即控制传染源、切断传播途径和保护易感人群，需要较高可转换水平的基础设施建设和感控管理与之配套实施。与多数发达国家不同，我国人口基数庞大，地区间医疗资源与发展水平存在不均衡、不充分等特殊性，决定了在我国城市设立专门的传染病医院，是新时代中国特色传

染病医疗救治体系的特点。集中收治、定点隔离和应收尽收，有利于实现控制传染源和切断传染途径这两个重要目标。

二是发达国家的城市多未采取应收尽收的医治原则，而是采用医院治疗和居家治疗两种模式。医院治疗主要针对危急重症患者，由医院专业的医生、护士完成。居家治疗，主要针对轻症患者或无症状患者，患者自行居家隔离，其间的观察和治疗由家庭医生/全科医生指导。这种模式的分类分层救治，对于医疗资源的合理布局和使用虽然有利，但同时我们也要看到，由于居家隔离靠民众自觉主动实施，存在一定程度上的执行难和执行差的问题，因此多数城市都增大了家庭传播和社区传播的风险，对重大传染病控制带来不利影响。

三是家庭医生/全科医生是基层医疗救治的主体力量。在国际上的基层救治体系中，家庭医生/全科医生制度是有别于我国的明显特点。以美国、英国、新加坡为例，作为基层医疗救治的主体力量，在整个防控救治体系中发挥了重要作用。鼓励民众尤其是感染初期的轻症病例或无症状病例，优先寻求全科医生的咨询诊治，非必要不去医院治疗，医院主要承接危急重症患者的救治，如此可减轻疫情大流行期间的医疗负担和避免带来潜在的院内感染，这是这些国家救治体系的一大特点。而在我国，由于家庭医生制度的不健全，承担类似功能的是发热门诊和发热哨点诊室。所以从夯实基础救治力量的角度而言，发热门诊和发热哨点诊室的建设依然是未来的救治体系的重要内容。

综合来看，各超大城市在重大传染病救治的体系构建和实际的救治实践中，均有值得我国及上海参考借鉴的地方。而其中新加坡的救治体系和模式，与我国超大城市的救治体系和模式等契合度相对较高（见表1）。上海着眼于全球公共卫生最安全城市，应加快建设全球引领、符合中国国情特点、体现社会主义制度优势、展现超大城市现代化治理效能的上海模式。

表1　超、特大城市新冠肺炎疫情的医疗救治特点比较

超大城市	集中收治原则	医院属性	确诊病人收治模式	应收尽收原则	借鉴指数
纽约	否	私立	医院和居家	否	低
伦敦	否	公立	医院和居家	否	中
新加坡	是	公立为主，私立参与	定点医院为主	是	高
上海	是	公立	定点医院	是	—

五、上海"平战结合"重大传染病医疗救治体系的建设策略与具体措施

综上，对标上海"卓越的全球城市和社会主义现代化国际大都市"的城市定位，和"到2025年成为全球公共卫生最安全城市之一"的城市公共安全定位，本项目提出了"一体两面"、"四通八达"的上海重大传染病医疗救治体系的建构设计和建设路径（图4）。

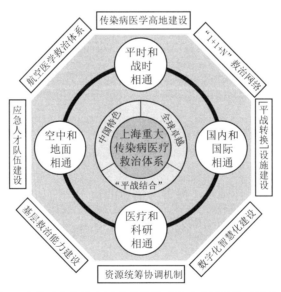

图4　上海重大传染病医疗救治体系的建构设计和建设路径

（一）"一体两面"建设目标

上海公共卫生建设、医疗救治体系的建设事关民生福祉、经济发展、社会稳定、国家安全，是超大城市面临的一项极其重要而紧迫的战略任务。面向上海城市安全，面向建设"全球卓越城市"和"具有世界影响力的社会主义现代化国际大都市"的宏伟蓝图，上海应在"平战结合"指导下，加快构建中国特色、全球卓越的重大传染病医疗救治体系。

（二）"四通"建设策略

一是国内和国际相通，打造全球卓越水平的医疗救治体系。上海在未来传染病医疗救治体系建设的策略和顶层的设计上，要做到国际与国内的相通，既要筑就国内领先，也要具备国际视野，看齐甚至引领国际一流，构建一个具有国际一流水准和中国优势特色的传染病救治体系，为践行抗疫人类命运共同体贡献上海智慧、中国力量。

二是平时和战时相通，强化"平战结合"的应急和保障体系。引入"平战结合"理念，要既着眼平时，又能立足战备。规划布局一批可平战转换的医学力量，建设大体量的应急医学储备，包括独立可转换的楼宇和病区、负压病房、ICU 床位和设施设备，建设"1+N"支应急救援队伍①。高度重视医院应急储备能力建设，合理规划医疗资源的扩容布局，增强抗疫的平战转化能力。一是医院的新建、改扩建项目要为未来的重大突发公共卫生事件应对预留空间，二是加强感染性疾病的学科建设，加强医院感染管理能力，做好防护物资储备，健全细化应急单元，定期组织应急演练。

三是医疗和科研相通，构建国际水准的创新研发体系。要以新发、突发、重大传染病防治和研发等国家重大战略需求为导向，瞄准全球前

---

① "1"是打造一支专业化的公共卫生应急反应"预备役"示范队伍，"N"是组建数支分级分类、侧重不同专业、能胜任各类应急任务的后备队伍。

沿科学问题，加强科技创新能力的重大突破。要加强上海的科技攻关体系建设，包括公共卫生机构、医疗机构、第三方实验室、医药企业等多主体科技创新力量，通过共建共享网络平台、病例信息平台、影像数据分析平台和生物样本库等资源，在传染病感知预警、精准诊断、致病机理、检验研发、疫苗研制、新药研发等研究方面发挥作用。要以临床研究引领，在医学诊断新试剂、医疗诊疗新技术的快速研发和应用推广等全链条上取得重大创新成果，代表传染病科技创新与转化的国家能力，发挥技术导向作用，守住国家生物安全的第一道防线。

四是空中和地面相通，布局增设备用救治中心。推进航空医疗救援能力建设需要有战略思维，统筹兼顾。航空医疗救援，涉及跨部门、跨系统、跨行业，需要顶层设计，整合区域内卫生、航空、保险等资源互融，布局优势的医疗机构作为基地医院，由基本医保、商业保险和公益基金等多种形式共同保障，实现以点带面、稳步推进。作为超大城市的上海，打造一个比肩国外、国内领先的"空中120"计划，应该提上建设的日程。

（三）"八达"具体措施

一是加强国家传染病医学高地建设。加快建设具有全国领先的医疗、教学、科研、预防、管理水平，并具有重要国际影响力的国家传染病医学中心（上海）。加快建设具有全国领先的医疗、教学、科研、预防、管理水平，有领先的急危重症救治经验，在重大疫情防控救治体系建设中处于国内引领地位，并具有重要国际影响力的国家传染病医学中心（上海）的建设。加快建设上海市传染病与生物安全应急响应重点实验室建设，加强公共卫生与生物安全防控，以临床需求为导向，聚焦应急响应科技攻关储备和创新成果的临床转化。

二是构建"1+1+N"的医疗机构网络。积极争取建设成为国家传染病医学中心（上海）或者国家公共卫生临床中心（上海），同时充分发挥全市发热门诊、发热哨点诊室、二级以上医院感染科等在疫情监测、发现、转诊、治疗等方面的联动作用（图5），充分发挥市级传染病救治相关领域高级别专家、各大医院自有的传染病学相关专家和医生、社区医院全科医生以及社区家庭医生等各个层级医务人员的作用，确保在重大传染病发生时，整个医疗救治体系的全周期、全覆盖，以及医疗救治工作的高效精准。

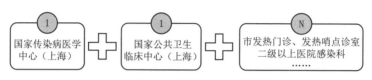

图5 "1+1+N"的医疗机构网络

三是加强危重症和可转换基础设施建设。加强"平战转换"的医疗设施建设，在浦东布局一个重大传染病战略后备医院，完善"4+4"的市级医院和区域医疗中心的后备定点医院建设。加快疾病防控和传染病救治床位等资源的"平战转换"设施建设，达到国内领先水平。加强重大传染病战略后备医院建设，新增1—2家重大疫情战略后备医院。加强后备定点医院建设，结合上海市整体规划、五大新城规划以及上海区域卫生规划，设置4家市级医院和4家区域医疗中心。建立"战时"应急医疗救治的分类标准，以上海在院收治病例数为主要数据，设置低级别、中级别、高级别的不同梯度标准，按照梯度分级启动后备医院，进入"战时"的后备医院将全面暂停基本医疗服务，完成承担传染病救治的工作。

四是加强数字化智慧化建设。借助技术发展东风，提高智能协调的智慧管理，重点是依托"一网通办""一网统管"，推进上海公共卫生领域健康大数据应用，发展互联网医疗，积极支撑慢病门诊服务、网络咨询、科普教育和跨区域远程诊疗合作。建立上海信息化可视化监管平台，建设智慧卫监信息化项目。健全上海公共卫生监测预警体系，建立综合监测平台，建立信息推送、协商分析和早期预警制度，实现实时监控和主动发现。具体围绕传染病医院信息化建设、上海医疗救治的信息化建设。

五是健全资源统筹协调机制。加强本市的应急物资生产能力储备，完善应急征用体系和即时响应机制，支持应急征用企业为保障生产实施的稳产、扩产、转产等技术改造，加强对上下游配套企业的协调支持，支持开展标准体系和质量体系建设。建设上海公共卫生应急物资储备中心尤其是传染病防护物资的储备。推进应急物资需求分级分类，优化分配和使用机制，确保应急物资科学、高效、节约利用。构建上海应急物流服务平台，建立上海紧缺物资运输快速通道，统筹发挥电商、物流企业的作用，打造联通内外、交织成网、高效便捷的物流运输体系，确保应急物资的及时到位、运转配送通畅。改进应急医疗物资的采购制度，作为全球一线城市和国际交通枢纽，上海要针对传染病防控和救治，建立全球采购机制，严把进口物资的质量关、安全关，设立进口物资进关、质量标准认定绿色通道。

六是加强传染病救治基层能力建设。加强优化定点医疗机构发热门诊、社区发热哨点诊室的标准化建设，持续加大全市发热门诊的硬软件配套设施建设、标准化建设。未来，要加强发热门诊和发热哨点诊室建设，争取新增发热门诊5—10家，新增发热哨点门诊5—10家。未来新建医疗机构，包括五大新城的所有医疗机构、一院多区的综合性医院项目、中医综合型医院等，都要设置标准的发热门诊。同时，加强传染病基层救治的机制建设，坚持"平战结合"，形成长效机制，形成上海作为超大城市在基层救治体系和能力建设的"上海经验"和"上海模式"。遍布全市发热哨点诊室、发热门诊具有"战疫前哨"作用，要充分发挥其在监测、预警方面的重要作用。进一步完善从发热门诊、哨点诊室向区域医疗中心或指定医院的转诊机制，逐渐编织形成一张全周期、全覆盖、全程联动的救治网络。

七是加强应急救治人才队伍建设。加强突发公共卫生事件应急救治队伍的建设、管理和培训机制。建立由公共卫生、临床医疗、应急管理、健康教育、心理援助、法律等专业领域专家组成的重大公共卫生安全专家库和快速反应救援队伍，优化专业技术岗位结构比例。打造"1+N"的应急救援队伍，"1"是打造一支专业化的公共卫生应急反应"预备役"示范队伍，"N"是组建数支分级分类、侧重不同专业、能胜任各类应急任务的后备队伍，在管理与培训上实行定期培训、定期演练等半军事化管理，平战结合，形成培训、演练和响应的长效机制。加强传染病学科人才梯队建设、"战时"应急医疗队伍（后备）建设以及"平时"后备队伍建设。

八是加强航空医学救治体系建设。加强战略布局、顶层设计，采用"由上而下"原则，将其纳入本市应急工作和卫生事业发展中长期规划，由上海市政府统筹牵头，综合协调，以战略思维和长远眼光谋划，顶层设计发展定位和发展路径，综合协调跨部门问题，推动本市航空医疗的快速发展，占据救援医学高地。加大政府和社会资本对航空医疗救援的联合支持。以点带面、循序推进的区域航空医疗救援体系建设，发挥基地医院专业优势，构建网络化布局，成为我国航空医疗救援救治专业人才培养培训基地，成为中国航空医疗救援救治的示范和引领。

参考文献：

［1］习近平：《构建起强大的公共卫生体系，为维护人民健康提供有力保障》，《求是》2020年第18期。

［2］孙祁祥、周新发：《为不确定性风险事件提供确定性的体制保障——基于中国两次公共卫生大危机的思考》，《东南学术》2020年第3期。

［3］谢琳、杨华磊、吴远洋：《医疗卫生资源、新型冠状病毒肺炎死亡率与资源优化配置》，《经济与管理研究》2020年第8期。

［4］毛正中、蒋家林：《中国城市医疗服务系统的现状与变化趋势》，

《卫生经济研究》2000 年第 2 期。

［5］黄二丹、李卫平：《我国公立医院资源配置思路与测算》，《中国卫生经济》2013 年第 5 期。

［6］黄二丹、龙江、李卫平：《传染病医院和精神病医院的财政经费保障机制分析》，《中国卫生经济》2010 年第 9 期。

［7］张继明、张文宏等：《建立分类救治的应急医疗体系应对新型冠状病毒肺炎社区暴发后的武汉市超负荷医疗需求》，《中华传染病杂志》2020 年第 5 期。

［8］钟正东、廖芃芃、吴文琪等：《突发公共卫生事件下医疗卫生机构基础设施建设调查：基于武汉市数据》，《中华医院管理杂志》2020 年第 11 期。

［9］李海燕、卢洪洲、杨丽等：《新发突发传染病应急救治管理体系的应用》，《解放军医院管理杂志》2020 年第 3 期。

［10］刘杨正、熊占路、程范军等：《平战结合状态下综合医院应对新发传染病思考》，《中华医院管理杂志》2020 年第 11 期。

［11］武阳丰、张林峰、谢高强等：《SARS 患者入院时间与病情、病程及病死率的关系》，《中华流行病学杂志》2004 年第 4 期。

［12］谢琳、杨华磊、吴远洋：《医疗卫生资源、新型冠状病毒肺炎死亡率与资源优化配置》，《经济与管理研究》2020 年第 8 期。

［13］周钟良：《国外突发公共卫生事件应对体系比较》，《人民论坛》2020 年第 10 期。

［14］王宏伟：《公共危机管理中的平战结合：应急与应战的一体化》，《风险管理》2007 年第 9 期。

［15］吴国安、魏丽荣、莫嫣娉、李昂：《重大传染病定点救治医院医疗应急管理机制与策略》，《中国医院管理》2020 年第 40 期。

［16］Nicholas Israel Nii-Trebi. Emerging and Neglected Infectious

Diseases: Insights, Advances, and Challenges. *BioMed Research International*, 2017.

［17］Israel N.Emerging and Neglected Infectious Diseases: Insights, Advances, and Challenges. *BioMed Research International*, 2017: 1—15.

［18］Scarfone R. J., Coffin S., Fieldston E. S., et al. Hospital-based pandemic influenza preparedness and response: strategies to increase surge capacity. *Pediatric Emergency Care*, 2011, 27（6）: 565—572.

［19］Wynn A., Moore K. M. Integration of primary health care and public health during a public health emergency. *American Journal of Public Health*, 2012, 102（11）: e9—e12.

［20］Amrane S, Tissot-Dupont H., Doudier B., et al. Rapid viral diagnosis and ambulatory management of suspected COVID-19 cases presenting at the infectious diseases referral hospital in Marseille, France, January 31st to March 1st, 2020: A respiratory virus snapshot. *Travel medicine and infectious disease*, 2020, 36.

［21］Larsson E., Brattstrm O., C Agvald-Hman, et al. Characteristics and outcomes of patients with COVID - 19 admitted to ICU in a tertiary hospital in Stockholm, Sweden. *Acta Anaesthesiologica Scandinavica.* 2021 Jan; 65（1）: 76—81.

［22］Glauser W. *Proposed protocol to keep COVID-19 out of hospitals.* CMAJ 2020; 192（10）: E264—E265.

基于 12320 卫生热线咨询视角的突发公共卫生事件公众关注度走势及原因分析：以新冠肺炎疫情为例

杨建军[1] 王 昊[2] 乐 曲[1] 陈 芸[2] 朱兵兵[2]

杨 雨[2] 赵 琦[2] 付朝伟[2*]

一、研究背景

　　2019 年 12 月暴发的新型冠状病毒肺炎疫情（以下简称新冠疫情）在世界范围内迅速蔓延，形成全球性的突发公共卫生事件，给人们的生活和心理都带来巨大的影响。面对此类突发公共卫生事件时，政府需承担及时向民众通报疫情发展，积极回应民众关切信息的责任，从而维护社会稳定与和谐。上海市 12320 卫生热线作为上海市卫生健康委员会主办的政府公益电话，承载着向市民宣传突发公共卫生事件的应急处置与疾病防治的知识、政策，解答市民咨询、转介市民服务诉求的任务，在2020 年新冠疫情流行期间更是承接了大量的咨询工作，在疫情防控中发挥了重要的作用。为深入了解突发公共卫生事件发生过程中大众的关注

* 作者单位：1. 上海市健康促进中心；2. 复旦大学公共卫生学院，国家卫生健康委员会卫生技术评估重点实验室（复旦大学）。

说明：作者贡献相同。

热点和咨询需求的特点，以期增加健康服务热线应对突发公共卫生事件的信息储备，提高热线服务效率和应对经验，我们选取了新冠疫情期间一些重要时点前后上海市 12320 卫生热线工单的咨询内容进行分析。

二、数据来源和方法

（一）数据来源

本研究所使用数据来自 2020 年 1—12 月份上海市 12320 卫生热线咨询工单数据库，主要包括咨询时间、咨询内容、解决方案等内容。所有的工单资料信息经脱敏处理后导出用于数据分析。

（二）研究方法

本研究采用的是文本分析法，通过 ROSTCM6 软件对整理后的咨询内容文本进行分析，通过中文分词和词频统计，对文本信息进行数据转换和高频特征词频数的整理排序，并通过词云图和表格进行展示。文本分析法又称内容分析法，是一种将定性研究量化的分析方法，该方法通过把文本信息转化为可以用数量表示的资料并通过统计数字描述，从而反映文本内容的特征。

（三）关键时间点筛选

本研究根据疫情变化特点，分别选取了复工复学（2020 年 2 月 12 日至 2 月 26 日）、外省新增本土病例（2020 年 7 月 17 日至 7 月 26 日）和本地新增本土病例（2020 年 11 月 4 日至 11 月 13 日）三个关键时间节点前后作为分析切入点进行文本抓取与分析。

（1）复工复学：2020 年 2 月 17 日，在防控疫情的同时，国务院开始部署分级分区防控复工，2 月 21 日，进一步推动复工复产工作，各省市陆续调低突发公共事件响应级别，取消通行限制，落实复工复产工作，本研究选择了复工复学政策前后 2020 年 2 月 12 日至 25 日的工单进行分析，并按照政策进展程度分成了政策前、分级分批部署阶段和推进阶段进行分析。

（2）外省新增本土病例：2020 年 7 月 22 日，大连市时隔 111 天再次新增本土病例，并在 7 月 23 日和 24 日达到发病高峰期，在随后五天里新增 38 例确诊病例，并迅速向周围省市扩散，涉及 4 省 8 市；本研究以疫情发布前后各 5 天为时间节点进行了工单抓取和分析。

（3）本地新增本土病例：2020 年 11 月 9 日，上海市浦东区新增 1 例本土病例。这是继 5 月 20 日新增湖北来沪本土病例 1 例以后上海市再次出现新增本土病例。研究同样以疫情发布前后各 5 天为时间节点进行了工单抓取和分析。

三、结果

（一）工单抓取情况

研究选取的三个时间段内，12320 卫生热线分别接听工单 28503 条、10930 条和 9512 条，其中新冠相关咨询工单分别为 25401 条、5628 条和 4353 条，占同期总咨询量的 89.12%、51.49% 和 45.76%。

（二）复工前后重点词频分析

工单的云图分析发现，2020 年 2 月 12 日至 26 日期间，出现频率排名前五位的是"上海"、"隔离"、"医院"、"管理部门"、"核实"，除了疫情开始一直维持在较高咨询水平的就医问题相关的高频词语如"门诊"、"挂号"、"手术"、"住院"、"化疗"等之外，出现了与出入上海、复工复学、隔离状况相关的高频词语，如"政策"、"返沪"、"居家"、"外省"、"酒店"等（图 1）。

进一步选取三个时间段内与返沪返工有关的词语进行分析发现，虽然三个时间段中返沪出现的频率都是最高的，但其他相关词语出现频率不太相同：准备复工期间市民关注的热点在返沪，"居住证"、"小区"、"居住地"等词语频率更高；分批分级复工期间，"政策"的提及频率开始上升，同时"复工"、"企业"等频率也有所上升，提示此时市民对复工关注热度有所提高；到了全面复工期间，"政策"和"规定"频率跃至第二、三位，与此同时"家属"一词的出现频率也快速上升至前列，可见随着复工政策的持续推动，举家返沪已成为咨询者关注的热点。

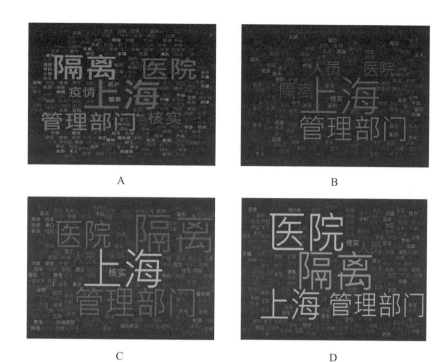

A：整体阶段（2.12—2.26）；B：政策前期（2.12—2.16）；C：分批分级复工（2.17—2.21）；D：全面推进复工（2.22—2.26）

图1　复工复学政策推进不同阶段新冠疫情相关工单词云图

表1　复工相关词语在复工复学政策推进不同阶段出现频数和占比

政策前期 （2.12—2.16）			分批分级复工 （2.17—2.21）			全面推进复工 （2.22—2.26）		
相关词语	频数	占比 （%）	相关词语	频数	占比 （%）	相关词语	频数	占比 （%）
返沪	985	9.56	返沪	678	7.94	返沪	570	6.86
居住证	793	7.69	小区	617	7.22	政策	535	6.44
小区	764	7.41	户籍	435	5.09	规定	495	5.96
居住地	586	5.68	政策	432	5.06	家属	466	5.61
外地	507	4.92	复工	410	4.80	小区	440	5.29
户籍	501	4.86	员工	399	4.67	外地	437	5.26
单位	495	4.80	企业	387	4.53	复工	329	3.96

129

（续表）

政策前期 （2.12—2.16）			分批分级复工 （2.17—2.21）			全面推进复工 （2.22—2.26）		
员工	456	4.42	单位	381	4.46	户籍	309	3.72
复工	421	4.08	外地	375	4.39	单位	290	3.49
企业	377	3.66	规定	374	4.38	员工	262	3.15
政策	376	3.65	上班	298	3.49	外省	258	3.10
上班	373	3.62	飞机	279	3.27	上班	217	2.61

注：占比 = 频数 / 此时间段内所有新冠相关工单数量。

（三）外省暴发本土病例疫情前后

对大连疫情暴发的前、后各五天即 7 月 17 日至 21 日、7 月 22 日至 26 日分别做词云图分析，结果显示，7 月 17 日至 26 日期间"隔离""上海""政策""人员""核酸检测"五个词出现频率排名前五。此外，这段时间咨询的高频词中出现了大量和地域有关的词汇，如"外地""北京""香港""大连""乌鲁木齐"等，主要是受疫情影响较为明显的一些省市（见图 2）。

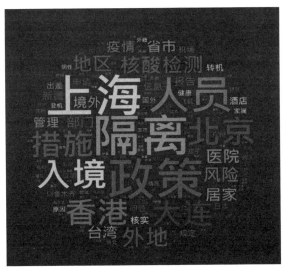

图 2　7 月 17 日至 26 日外省本土病例相关疫情前后新冠肺炎疫情相关工单词云图

对疫情暴发的前、后各五天分别做词频分析发现，与疫情相关的一些词语变化不大，而在代表地名的词语中，"大连"出现的频率大幅增加，同时受疫情影响的"沈阳"和"黑龙江"也上升至前十位（见表2）。

表2 7月17日至7月26日期间新冠工单中疫情相关词语和地名出现频数

		7.17—7.21		7.22—7.26	
		频数	排名	频数	排名
疫情相关	隔离	1708	1	2331	1
	政策	665	2	699	2
	核酸检测	284	3	322	3
	入境	198	4	287	4
	医院	159	7	195	5
	风险	176	5	185	6
	境外	166	6	161	7
	管理	108	8	146	8
	申请	77	10	98	9
	酒店	84	9	88	10
地名	上海	682	1	915	1
	大连	9	10	361	2
	北京	291	2	190	3
	香港	203	3	170	4
	台湾	97	6	120	5
	乌鲁木齐	139	4	106	6
	新疆	105	5	80	7
	沈阳	12	9	43	8
	美国	33	8	40	9
	武汉	38	7	33	10

如图 3 所示，7 月 22 日宣布大连疫情后 5 天内，大连成为咨询者关注的热点问题之一，有 11.52% 的新冠相关咨询工单中出现了"大连"的字样。深入分析发现，疫情暴发当日，大连出现的频数仅为 3，而在暴发次日则迅速增加到 98 条、第三天达到 138 条，分别占到新冠相关咨询工单的 17.92% 和 14.39%。

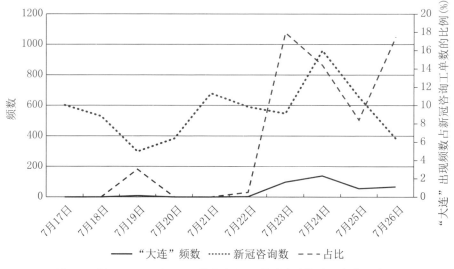

图 3　7 月 17 日至 7 月 26 日期间新冠工单"大连"出现频数和占比

（四）上海本地新增本土病例前后

2020 年 11 月 4 日至 13 日，12320 卫生热线新冠咨询工单中"隔离""上海""核酸检测"尤为突出，工单中出现的表示地点的词语出现多但频率均不高，表明此时居民并没有重点关注的地区。按照报告病例 11 月 9 日为节点分解后发现，自 9 日报告病例相关情况后，"浦东"咨询词频出现明显上升，在词云图中处于明显地位（图 4）。

如图 5 所示，9 日开始新冠相关咨询工单数连日上升，并且带有"浦东"一词的工单占比激增，11 月 9 日、10 日带有"浦东"一词的工单占当日新冠相关工单数咨询总量的 45.45% 和 41.87%，成为绝对热点，在随后三日有所下降。

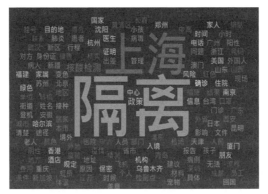

11月4日至13日

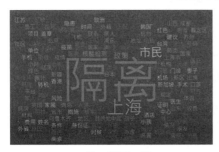

11月4日至8日

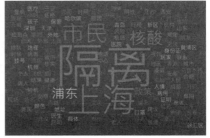

11月9日至13日

图4 上海本地新增本土病例前后新冠疫情相关工单词云图

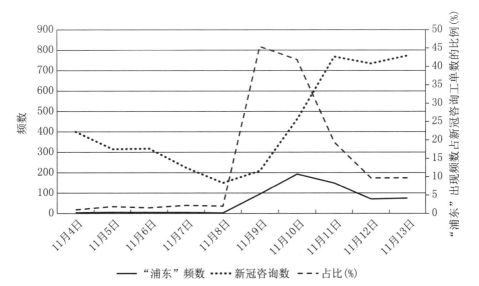

图5 11月4日至11月13日期间新冠工单"浦东"出现频数和占比

四、讨论

在面对突发公共卫生事件时，由于存在信息缺乏以及部分虚假信息传播的情况，民众难以了解事件真实情况，若再出现沟通不畅的情况，可能会导致事件造成更大的影响。有效的沟通可以满足民众信息的需求，增加民众对政府部门的理解和支持，从而达到控制和抵消突发公共卫生事件危害的目的。作为政府公益电话的12320卫生热线，在此类事件中往往会成为与民众沟通的主要渠道之一，为民众答疑解惑，对稳定情绪和维护社会安定具有重要意义。与此同时，12320卫生热线某时间段内的工单内容往往也能反映出民众在此刻最关心的问题，热线对来电信息的采集和及时反馈也能作为政府相关部门制定政策、开展针对性科普教育的重要参考因素。因此，具有一定权威性和专业性的卫生热线，在应对突发公共卫生事件时可以发挥其独特的作用，上海市发布各项疫情应对措施时均明确把12320卫生热线作为政策咨询服务电话，正是基于其卫生健康行业唯一政府服务热线的独特地位。

从新冠疫情中重要时点前后工单咨询内容的分析中可以看出疫情不同时期人们关注内容的变化，也能反映出一些政策和事件发生后引起的民众信息需求的改变。本次数据工单词频分析结果发现，在疫情刚暴发的2月份，人们关注的内容多且复杂，而在疫情常态化的7月份和11月份，民众主要关注点则相对集中，以出入上海市的隔离政策和核酸检测规定为主。这一行为特点和对突发公共卫生事件认知程度、疫情相关政策直接相关。

在疫情初期，由于疫情变化快，政策变化多，再加上对新冠疫情的未知、不断攀升的感染人数，给公众带来了一定的紧迫感，增强了公众的信息需求，导致此时12320卫生热线的咨询量大且覆盖面广，对咨询员要求较高。随着疫情防控常态化，人们对新冠疫情的信息需求开始下降，并且关注焦点开始集中于防护、出行等少数几类问题。但如果在疫情中出现突发事件后，人们的关注点也会因此受到较大的影响；如出现本土病例尤其是本地本土病例后，会导致热线咨询量的激增和关注点的集中。大连疫情和上海本土病例的发生都使得新冠咨询工单数有所增加，并使相关事件的关注度迅速提升。相比于大连疫情暴发后，上海市本土病例出现后新冠相关咨询工单数增长明显，并且相关的内容出现得更早，占比更高。

近年来，上海市 12320 卫生热线在民众的日常生活中使用频率越来越高，发挥的作用也越来越大。但在面对重大突发公共卫生事件时也会出现工单数量过多，接线压力过大的问题。在我国，对突发公共卫生事件的应急处置仍以被动治理为主，这会影响资源的分配效率。从研究中可以发现，在面对重大突发公共卫生事件，特别在一些重要事件发生时，居民的关注点往往会聚焦在一个或几个方面，若政府相关部门可以通过适当的途径主动输出相关的信息，例如在新冠疫情中发挥了科普作用的微信公众号或短信等，可以满足相当一部分居民的健康信息需求，从而更高效地提供健康信息和知识，相对也可以帮助提高卫生热线的接通率和扩大服务范围。

总之，我们的研究结果提示，在重大公共卫生事件中某些突发事件发生后，政府部门应针对事件发生及时做出回应，向民众传达有效的信息，以期加强事件发生后民众舆论的引导，满足民众的信息需要，从而尽量消除民众内心的不安感和紧迫感。此次疫情期间上海 12320 卫生热线的咨询经验，也可以为今后各类突发公共卫生事件中与民众的沟通交流提供借鉴。

基金资助：上海市公共卫生体系建设三年行动计划（2020—2022 年）重点学科项目（GWV-10.1-XK23）。

参考文献：

［1］WANG C Y，PAN R Y，WAN X Y，et al. Immediate Psychological Responses and Associated Factors during the Initial Stage of the 2019 Coronavirus Disease（COVID-19）Epidemic among the General Population in China. *International Journal of Enviromental Research and Public Health*，2020，17（5）.

［2］李靖、王曙红、虞仁和等：《新冠肺炎疫情期间群众居家隔离防护依从性及其对焦虑程度的影响》，《中国感染控制杂志》2020 年第 5 期。

［3］张彭强、任恒：《突发公共卫生事件中的政府责任探讨——以防控新冠病毒肺炎疫情为例》，《特区经济》2021 年第 11 期。

［4］乐曲、杨建军、董建树等：《上海市 12320 卫生健康热线在突发公共卫生事件应对中的作用——以 2018 年问题疫苗事件为例》，《健康教育与健康促进》2019 年第 4 期。

［5］肖雪：《试析内容分析法在学科信息门户构建中的应用》，《图书情报工作》2007 年第 1 期。

［6］王晓菲、郝艳华、吴群红等：《卫生机构突发公共卫生事件风险沟通现状分析》，《中国卫生事业管理》2018 年第 11 期。

［7］刘嘉：《风险沟通视域下的公共卫生事件报道研究》，《西南政法大学》2014 年学位论文。

［8］赵若彤：《公共卫生事件中的风险沟通——以 2016 年山东疫苗事件为例》，《改革与开放》2017 年第 18 期。

［9］姚春凤、谭兆营、沈雅：《探讨设计突发事件公共卫生风险沟通的框架体系及其核心要素诠释》，《中国健康教育》2017 年第 9 期。

［10］高贵军、冯素青、曾娟等：《12320 卫生热线在突发公共卫生事件中的作用分析》，《医学动物防制》2014 年第 1 期。

［11］李月琳、王姗姗：《面向突发公共卫生事件的相关信息发布特征分析》，《图书与情报》2020年第1期。

［12］贾哲敏、孟天广：《信息为轴：新冠病毒疫情期间的媒介使用、信息需求及媒介信任度》，《电子政务》2020年第5期。

［13］虞乔木、郑东桦：《新冠肺炎疫情防控常态化研究》，《中国公共安全（学术版）》2020年第1期。

［14］魏晓敏、杨建军、董建树：《2013—2017年上海市市民服务热线卫生专线工单诉求数据分析》，《健康教育与健康促进》2018年第2期。

［15］孙梅、吴丹、施建华等：《我国突发公共卫生事件应急处置政策变迁：2003—2013年》，《中国卫生政策研究》2014年第7期。

［16］潘新锋、徐鑫鑫、陈婉明等：《居民对"健康上海12320"微信公众号新冠防控文章的态度研究》，《健康教育与健康促进》2021年第5期。

［17］魏晓敏、董悦青、康凯等：《"健康上海12320"微信公众号受众的新冠疫情防控知识与行为研究》，《中国健康教育》2021年第8期。

健康公平理念下社区养老设施的空间分布研究：以上海市中心城区为例 *

王　兰[1]　周楷宸[2]**

一、引言

世界卫生组织（WHO）报告指出"健康不平等"是一种"由社会产生的、可调节的、系统性的不公平现象"，产生的原因是人群成长、生活和工作的环境，以及可以获得的健康支撑系统。"健康公平"一方面包含了健康资源在城市范围内实现均好的覆盖和可达；另一方面也包含了针对弱势群体的政策倾斜，使得每个人具有相同的机会达到自身的健康状态。我国将建设"健康中国"作为国策，在 2016 年颁布的《健康中国2030 纲要》和《健康中国行动计划（2019—2030）》中都将"基本实现健康公平"作为战略目标之一。在此背景下，非常有必要针对健康公平开展深入研究，明确我国城市的健康公平程度，探讨实现健康公平的机制和政策。在众多影响健康公平的因素中，城市建成环境具有重要作用，例如公共服务设施、市政基础设施、慢行系统和绿地等；而老年人这一

＊　该论文原载《人文地理》2021 年第 1 期。

＊＊　作者 1. 系同济大学建筑与城市规划学院教授；2. 同济大学建筑与城市规划学院博士研究生。

弱势群体的健康状况更易受到建成环境的影响。因此本文聚焦服务老年人的社区养老设施，以上海中心城区为例，采用公平性测度方法探讨其空间分布，辨析针对老年人群的健康公平性。

本文所指的社区养老设施是在社区内为老年人提供生活照护、休闲娱乐和民政支持等服务的养老设施。养老设施包括机构养老设施（敬老院、老年福利院等）和社区养老设施（日间照护机构、社区老年人助餐服务点等）。不同于机构养老设施（老年公寓、养老院等），社区养老设施的空间布局灵活性较弱，需要接近老年人群体、在社区内设置，其空间可达性对老年人的生活品质影响显著。我国绝大多数老人（90%以上）仍选择在熟悉的环境中养老，因而针对社区养老设施的健康公平研究将为"养老设施专项规划"提供实证基础，具有重要的现实意义。

城市公共服务设施空间分布研究多以设施可达性作为指标，分析其空间分布的均等程度。奥滕斯曼（Ottensmann，1994）提出城市公共服务按提供服务的方式可分成三类：不依赖于固定设施的公共服务、通过基础设施网络提供的公共服务以及在固定地点提供的公共服务。其中，在固定地点提供的公共服务需要重点考虑居民前往设施的可达性。机构养老设施和社区养老设施均为提供公共服务设施的固定地点。已有研究多针对机构养老设施展开，发现其空间分布集中，呈现出中心城区高、郊区低的特点。社区养老设施的现有研究主要通过两步搜索、潜能模型等方法进行可达性分析，明确了其空间可达性的差异；但暂未采用针对公平性的测度方法。同时，目前研究多分析单一类型设施（例如助餐服务点）的可达性，而社区养老设施的类型日益丰富，例如上海新增了"综合为老服务中心"和"长者照护之家"，在空间布局原则和标准方面均有待深入探讨。因此非常有必要针对多种社区养老设施开展基于可达性的公平性测度研究。

在公平性的测度方面，已有研究陆续采用了基于地均资源供应量的"地域公平"测度、基于人均资源供应量的"社会公平"测度和基于LISA分析公共资源对弱势群体倾斜的测度。唐子来和顾姝（2015）认为收入和公共资源内涵具有相似性，采用基尼系数和洛伦兹曲线，对上海中心城区绿地服务覆盖面积以街道/镇行政边界范围内的人均可达性进行了测度，反映空间布局的整体公平性。泰伦（Talen等，1998，2013）提出LISA揭示公共设施可达性与社会经济特征之间的空间关联格局，识别影响公共设施公平性的社会经济因素；并应用到公园分布公平性分析中。随后该方法多用于分析判断公共设施可达性分布是否有利于特定的社会群体；例如肖扬（Xiao等，2017）以居委会为空间单元，运用LISA分析了将上海中心城城区绿地的可达性与弱势群体分布之间的空间关联格局。因此，本研究纳入老年人口分布，基于可达性计算不同社区养老设施的基尼系数并绘制洛伦兹曲线，并采用LISA分析识别显著供需失衡区域，反映社区空间资源分布的健康公平性；以期推进健康公平理念下的定量分析，为养老设施专项规划提供实证研究基础。

二、研究数据与分析方法

（一）研究数据

本研究数据来源于上海市民政局官网和上海养老服务平台网站，包括2019年共3541个上海社区养老设施的名称和地址。具体类型包括：综合为老服务中心、长者照护之家、日间照护机构、社区老年人助餐服务点和社区老年活动室（表1）。根据相关政策，每种类型的设施在定位和功能方面有所区分。部分设施具有明确的服务半径要求，部分设施根据其定位和功能进行设定。

表 1　上海市社区养老设施分类

社区养老设施名称	定位和功能①	服务半径（m）	数目（个）
综合为老服务中心	社区内各类为老服务设施相对集中设置，并依托信息化管理平台，是统筹为老服务资源、提供多样化服务、方便群众办事的为老服务综合体。 兼具长者照护之家、日间照护机构、助餐服务点等各类养老设施功能。	500③	201
长者照护之家	是为老年人就近提供集中照护服务的社区托养设施。 一般采取小区嵌入式设置，辐射周边社区。	1000④	79
日间照护机构	是以社区为主导，为社区老年人提供膳食加工配制、外送、集中用餐等服务的场所。通过鼓励社区设立老年人助餐服务点，重点帮助解决本市高龄、独居、纯老家庭以及生活需要照料的老年群体的日常用餐难问题，提高老年人生活质量。	500②	224
社区老年人助餐服务点	是以社区为主导，为社区老年人提供膳食加工配制、外送、集中用餐等服务的场所。 重点帮助解决本市高龄、独居、纯老家庭以及生活需要照料的老年群体的日常用餐难问题。	500②	378
社区老年活动室	根据社区老年人的需求和社区资源情况设置服务项目，可选择设置如下项目：文体娱乐、谈心咨询、医疗保健、老年教育、科普讲座、日间托老、入户服务（家务整理、生活照料、送餐服务、陪护服务）或其他特色服务项目。每个社区老年活动室设置的服务项目应在6个以上。	300②	2659
总　计		—	3541

---

①　各类社区养老设施的定位和功能基于《关于加强社区综合为老服务中心建设的指导意见》《上海市社区嵌入式养老服务工作指引》《"长者照护之家"试点工作方案》《上海市社区老年人日间照护机构管理办法》《关于鼓励社区设立老年人助餐服务点的通知》《关于加强社区老年活动室管理的意见（试行）》整理。

②　服务半径来源于《上海15分钟社区生活圈规划导则（试行）》相关要求。

③　根据该设施综合功能中的日间照护机构、助餐服务点的服务半径要求设定。

④　根据《上海市养老设施布局专项规划（2013—2020年）》规定社区养老设施服务半径不大于1000米设定。

（二）分析方法

针对健康公平理念，本研究以居委会为空间分析单元，以社区养老设施的可达性为核心指标，采用基尼系数和 LISA（Local indicators of spatial association）两种分析方法，测度其空间分布的公平性。其中，居委会的社区养老设施可达性指标值采用缓冲区创建服务覆盖范围，通过累加计算得到；即每个居委会内各个设施的服务覆盖范围在居委会边界范围内叠加的面积，为该居委会各类社区服务设施的可达性指标值。

研究采用的第一种方法是运用基尼系数和洛伦兹曲线对各类社区养老设施的可达性指标值进行分析，判断其公平性中的空间分布均好性。基尼系数的计算公式为：

$$G = 1 - \sum_{k=1}^{n} (R_k - R_{k-1})(S_k - S_{k-1}) \qquad (1)$$

其中，R_k 为空间分析单元内老年人口数（60 岁以上人口数）的累积比例，S_k 为社区养老设施可达性变量；k 为第 k 个空间分析单元的编号，即第 k 个居委会。

洛伦兹曲线是由累计人口百分比与累计设施可达性百分比的点组成的曲线，用以比较和分析资源分配的不公平程度。因此可针对社区养老设施纳入老年人口比例，在可达性基础上测度公平性，对健康公平中对弱势群体的倾斜情况有所表征。

第二种方法是采用 LISA 对社区养老设施可达性与老年人口比例进行双变量分析。分析的主要目的是识别出社区养老设施供给与需求之间的空间关联格局，包括设施可达性与老年人口比例的异常值分布和空间非稳定性（Spatial non-stationarity）。LISA 计算公式如下：

$$I_l = \left(\frac{z_i}{\sum_i z_i^2} \right) \sum_j W_{ij} Z_j \qquad (2)$$

其中，z_i 和 z_j 表示设施空间分析单元 i 和 j 的设施可达性和老年人口比例的均值偏差，w_{ij} 表示空间分析单元 i 和 j 的邻近关系。

LISA 分析可得到居委会空间范围内社区养老设施可达性与老年人口比例高或低的显著异常值。与基尼系数和洛伦兹曲线不同，LISA 并不直接是公平性的测度方法，但可辨析出设施可达性与老年人口比例显著不匹配的空间单元及其集聚情况，从而提供规划优化或政策修订的依据。

三、社区养老设施空间分布公平性分析

本研究基于 Python 计算了五种社区养老设施的基尼系数，绘制了洛伦兹曲线，得到设施整体的公平性；同时采用地理信息分析软件（GeoDa）进行 LISA 分析，得到设施可达性和人口空间匹配的显著异常值，辨析其空间分布的公平性。

（一）社区养老设施整体公平性分析

基于 Python 的基尼系数计算显示：以居委会为空间单元，上海市中心城区社区养老设施的总体基尼系数为 0.49，各类社区养老设施的基尼系数不同，但均高于 0.4（表 2；图 1）。根据联合国开发计划署规定的基尼系数等级，高于 0.4 为"分配差距较大"。综合为老服务中心（0.62）、长者照护之家（0.68）、日间照护机构（0.71）、社区老年人助餐服务点（0.67）都高于 0.6 这一阈值，表示"分配差异悬殊"。其中需要往返的日间照护机构的基尼系数最高，因而属于城市专项规划和住区规划中需要考虑增补的重点社区养老设施。社区老年活动室纳入计算的服务半径最小，但基尼系数最低（0.49），说明其空间分布的均衡性高于其他社区养老设施。同时，针对上海市中心城区公共绿地和社区体育设施的研究，以设施服务覆盖面积为可达性表征，计算得到城市公共绿地和社区体育设施整体布局的基尼系数均为 0.29 左右，远低于上海市中心城区社区养老设施整体布局的基尼系数 0.49。这说明城市公共绿地和社区体育设施

的公平性均高于社区养老设施。虽然上海呈现明显老龄化趋势，并编制了相应的养老设施规划，但社区空间资源并未对老年人群这一弱势群体明显倾斜。

表2　上海市中心城区社区养老设施可达性指标基尼系数

社区养老设施名称	基本使用方式	基尼系数[①]
总体社区养老设施	常住或往返	0.49
综合为老服务中心	常住或往返	0.62
长者照护之家	常住为主	0.68
日间照护机构	往返	0.71
社区老年人助餐服务点	往返	0.67
社区老年活动室	往返	0.49

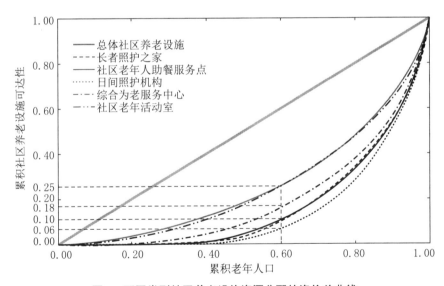

图1　不同类型社区养老设施资源分配的洛伦兹曲线

[①] 联合国开发计划署规定的基尼系数等级：基尼系数若低于0.2，表示分配处于绝对平均的水平；基尼系数在0.2—0.29之间，表示分配比较平均；在0.3—0.39之间表示分配相对合理；在0.4—0.59之间则表示分配差距较大；基尼系数在0.6以上表示分配差距悬殊。

同时，基于洛伦兹曲线可见，60%的老年人在不足20%的综合为老服务中心所覆盖的服务范围内，10%的长者照护之家服务覆盖范围内，6%的日间照护机构服务覆盖范围内，不足20%助餐服务点的服务覆盖范围内，以及25%的社区老年活动室服务覆盖范围内。总体而言，上海市中心城区60%的老年人在仅25%的社区养老设施整体服务覆盖之下，存在健康不公平性。

（二）社区养老设施空间公平性分析

研究采用GeoDa软件对社区养老设施可达性和老年人口比例进行双变量LISA分析，得到四类存在显著局部异质性的区域，分别是："高需—高配（High-High，HH）区域"表示老年人口比重与养老设施可达性指标值均显著高于周围的地区；"低需—低配（Low-Low，LL）区域"表示老年人口比重和养老设施可达性指标值均低的地区，这两者可认定为基本合理匹配的空间区域。"低需—高配（Low-High，LH）区域"则表示老年人口比重低但养老设施可达性指标值高的地区，说明规划配置超前；"高需—低配（High-Low，HL）区域"表示老年人口比重高但是养老设施可达性指标值低的地区，是城市发展和规划中需要调整和补充的重点地区。

总体而言，在上海市中心城区2703个居委会中有135个居委会存在社区养老设施整体的"高需—低配"情况，主要集聚分布在杨浦区北部的开鲁新村、市光新村、虹口区的北外滩地区，以及浦东的金桥新村、上钢新村等地区（图2）。针对不同类型社区养老设施的LISA分析显示，综合为老服务中心共有225个居委会存在高需求—低配置情况（图3）；社区老年人助餐点有245个高需低配的居委会（图4）；日间照料机构有269个高需低配的居委会（图5）；社区老年活动室则存在127个高需低配的居委会，数量最少（图6）。这些设施的高需低配空间集聚区域基本与社区养老设施整体情况相似。而352个居委会存在长者照护之家的高需求—低配置情况，集聚区域有所扩大（图7）。

其中，开鲁新村、市光新村和上钢新村均为20世纪80年代末因市政重大工程动迁而新建的大型居住区，老龄化程度非常高（例如开鲁新村60岁以上的老年人超过30%），养老设施显著短缺。金桥新村区域为20世纪90年代在金桥加工区周边开发的商业小区，反映了当时居住区开发标准在养老设施方面考虑的不足。虹口区北外滩因为大型城市更新项目带来的功能置换，从住区转换为商务商业区，而老年人口数据来源于2020年第六次人口普查，未能体现出这一较大的转变。而长者照护之家、日间照护机构和社区老年人助餐服务点在中心区多个老龄化程度高的居委会存在短缺、分布零星、空间聚集范围不大等问题。对于社区养老设施可达性显著低同时老年人口比例显著高的区域，需要在进一步甄别后，在城市总体规划、养老设施专项规划和控制性详细规划中进行增补。

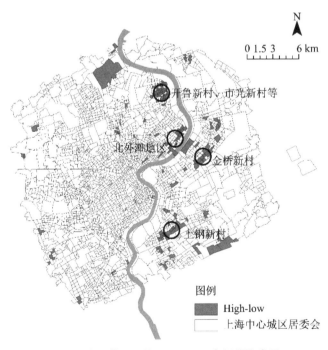

图2 社区养老设施汇总 LISA 高低值聚类图

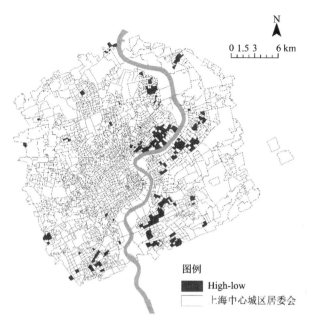

图 3　综合为老服务中心 LISA 高低值聚类图

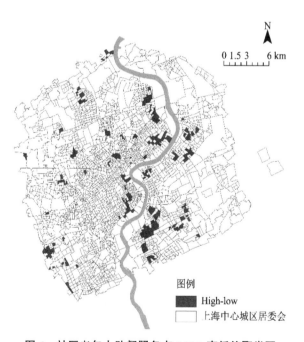

图 4　社区老年人助餐服务点 LISA 高低值聚类图

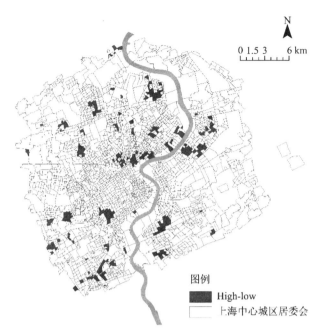

图 5　日间照护机构 LISA 高低值聚类图

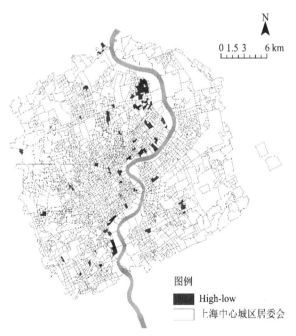

图 6　社区老年活动室 LISA 高低值聚类图

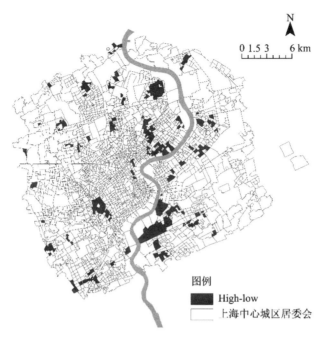

图7　长者照护之家 LISA 高低值聚类图

（三）社区养老设施分布的空间公平性成因探讨

基于基尼系数和 LISA 分析可见，上海社区养老设施的基尼系数普遍较高，不同设施之间存在差异，高需低配的空间单元和集聚区域相对集中。辨析形成上海市中心城区社区养老设施空间分布及其公平性情况的原因，可概括为三个方面：定位和功能、设置时长和设置方式。

在定位和功能方面，社区老年活动室对老年人的服务程度高，并需老年人往返于设施和居住地之间，因此规范和规划中要求的服务半径最小（300 米）。按照这一服务半径设置的社区老年活动室空间分布的均衡程度在所有社区养老设施中最好。长者照护之家主要服务的老年人自理程度较差，集中照护，不需要老年人日常往返于设施和居住地之间，虽已按照社区养老设施的最大服务半径（1000 米）计算其可达性，其空间分布差异仍较大。

在设置时长方面，综合为老服务中心和长者照护之家是 2015 年以来

149

新设置的社区养老服务设施类型；日间照护机构在《上海市养老设施布局专项规划（2013—2020 年）》颁布实施后才开始加速建设，因而这三者的基尼系数高且存在高需低配问题的空间单元较多。同时，上海在 20世纪八九十年代大规模新建的小区是社区养老设施供需的主要缺口地区，部分原因在于其开发时期的养老设施规范和要求较低，例如在居住区千人指标中仅有养老院和老年活动场站的要求；部分原因在于这些小区开发较早，通常是老龄化程度高的小区，加剧了高需低配的集聚。

在设置方式方面，老年活动室一般不需要单独配置城市用地，通常采用和居委会、社区活动中心结合布置的方式，而提供集中照护服务的长者照护之家的空间需求则难以在人口稠密的中心城区得到落实。上海社区养老服务设施基本为城区和街道配置，养老设施布局专项规划的编制和颁布推进了养老服务设施的细化，但其设置标准主要按千人指标（40 平方米 / 千人）设定，难以体现不同设施在空间配置上的不同要求。

综述可见，上海中心城区公共服务资源分配存在一定程度的不均衡，并且这种不均衡在特定地域呈现出集聚的特征。国内学者在对上海中心城区公共绿地、社区体育设施等方面的研究也得出类似规律。但相比较而言，社区养老设施资源的分布不均衡程度明显高于公共绿地、社区体育设施等其他公共设施；说明空间资源对于老年人群的倾斜有待加强。各类社区养老设施空间分布存在明显不均衡且程度不同，其成因与各类设施的定位和功能、设置时长和设置方式相关，有待从多个方面改善，提高针对老年人群的空间资源配置，实现健康公平性。

四、结论

本研究以上海市中心区为例，采用了基尼系数和洛伦兹曲线分析了整体和各类社区养老设施整体的配置公平性，LISA 分析提供了辨别显著高需求—低配置空间单元及其集聚性的空间分析工具，显示了存在配置不公平的空间区域。本文主要结论如下，第一，上海市中心城区整体社区养老设施空间布局基尼系数高于 0.4，其 60% 的老年人在仅 25% 的社区养老设施整体服务覆盖之下，空间资源分配差距大，存在健康不公平性。第二，各类养老设施因其在定位和功能、设置的时长和方式等方面的差异，形成了当前不同的基尼系数表现；其中社区老年活动室公平性最高，而日间照护机构的公平性最低。第三，基于 LISA 分析得到的空间匹配格局可见，各类设施的显著高需低配空间集聚基本相似，其中长者照护之家的高需低配供需失衡区最多，亟待优化调整。

在理论和方法层面，本研究采用特定空间范围内特定设施的定量研究，以深化针对健康公平的分析维度。在健康公平第一层面的健康资源的覆盖和可达方面，研究基于规范和设施属性，明确了不同社区养老设施的服务半径，计算了以服务覆盖面积为表征的可达性；在健康公平的第二层面，纳入弱势人群分布数据，测度了整体和不同设施的空间配置公平性和显著缺失集聚区域。选用的基尼系数是公平性的定量指标，支撑了不同设施之间空间分布公平性的客观比较，可反映对于特定弱势群体的资源配置情况，测度第二层面的健康公平性。同时，本研究采用了 LISA 分析这一以地域为基础的研究方法（Area-based approach），有利于将健康资源分布不均等与特定的人群类型和地域特征联系起来，可明确特定空间范围内存在显著缺失的区域，为决策和有效缓解健康不公平性提供了实证依据。

在政策建议方面，本研究选取的社区养老设施是老年人健康状况的重要城市健康资源。滞后的社区养老服务设施配置不仅直接影响老年人的生活质量，同时还会进一步固化老年人群的弱势地位，造成更大的不公平。现有的养老设施专项规划中的设施标准以较大空间范围内（城区或街道）的千人指标为表征，要求过于简单。本研究建议细化不同社区养老设施的设置标准，根据设施的定位和功能设定服务半径，在居委会或 15 分钟社区生活圈这一更小尺度的空间范围内进行指标核算。同时建议将可测度不同设施整体布局公平性的基尼系数、识别显著高需求—低配置空间单元的 LISA 分析纳入到专项规划的现状分析中，以明确和比较多种设施布局的健康公平程度，并可针对高需低配区域进行规划调整，从而引导空间资源向弱势群体倾斜，实现健康公平这一战略目标。

本研究存在一定局限。首先研究采用缓冲区作为衡量设施可达性方法，一定程度上忽视了建成环境中路网密度、交通安全性等其他影响可达性的空间要素。其次受数据局限，居委会老年人口比例基于 2010 年人口普查数据计算；养老设施数据为 2019 年最新数据，两者的时空匹配存在误差，特别是在更新改造快速的区域（例如杨浦区北外滩地区）。最后，本研究为横断面研究，针对各类社区养老设施的整体不公平性和显著失衡空间的形成，有待纵向研究或对具体案例分析进行深入解答。研究社区养老设施空间可达的公平性在老龄化社会背景下具有重要现实意义。未来研究可进一步优化数据和公平性测度方法，并对不公平设施布局的成因进行政策、机制和历史性原因的辨析。

参考文献：

［1］World Health Organization（WHO）. *Unmarsking and overcoming health inequities in urban settings*. World Health Organization，2010：11.

［2］王兰、周楷宸：《健康公平视角下社区体育设施分布绩效评价——以上海市中心城区为例》，《西部人居环境学刊》2019 年第 2 期。

［3］Corburn J. Urban place and health equity：Critical issues and practices. *International Journal of Environmental Research and Public Health*，2017，14（2）：117.

［4］唐子来、顾姝：《上海市中心城区公共绿地分布的社会绩效评价：从地域公平到社会公平》，《城市规划学刊》2015 年第 2 期。

［5］唐子来、顾姝：《再议上海市中心城区公共绿地分布的社会绩效评价：从社会公平到社会正义》，《城市规划学刊》2016 年第 1 期。

［6］Holdaway J. Environment and health in China：An introduction to an emerging research field. *Journal of Contemporary China*，2010，19（63）：1—22.

［7］McCartney G. Tackling health inequities through public health practice：Theory to action. *Public Health*，2011，125（3）：174—175.

［8］Ma J，Mitchell G，Dong G P，et al. Inequality in Beijing：A spatial multilevel analysis of perceived environmental hazard and self-rated health. *Annals of the American Association of Geographers*，2017，107（1）：109—129.

［9］李斌、王依明、李雪等：《基于多主体需求评估的老年人日间照料设施类型研究》，《城市规划学刊》2015 年第 5 期。

［10］杨建军、汤婧婕、汤燕：《基于"持续照顾"理念的养老模式和养老设施规划》，《城市规划》2012 年第 5 期。

［11］杨国霞、沈山、孙一飞：《持续照护社区养老设施构成体系与其配建研究》，《城市规划》2015 年第 12 期。

［12］陶涛、丛聪：《老年人养老方式选择的影响因素分析——以北京市西城区为例》，《人口与经济》2014 年第 3 期。

［13］宋宝安：《老年人口养老意愿的社会学分析》，《吉林大学社会科学学报》2006 年第 4 期。

［14］蒋岳祥、斯雯：《老年人对社会照顾方式偏好的影响因素分析——以浙江省为例》，《人口与经济》2006 年第 3 期。

［15］刘同昌：《社会化：养老事业发展的必然趋势——青岛市老年人入住社会养老机构需求的调查》，《人口与经济》2001 年第 2 期。

［16］Ottensmann J R. Evaluating equity in service delivery in library branches. *Journal of Urban Affairs*，1994，16（2）：109—123.

［17］Talen E，Anselin L. Assessing spatial equity：an evaluation of measures of accessibility to public playgrounds. *Environment and Planning A*，1998，30（4）：595—613.

［18］Crompton J L，Lue C C. Patterns of equity preferences among Californians for allocating park and recreation resources. *Leisure Sciences*，1992，14（3）：227—246.

［19］Talen E. The social equity of urban service distribution：an exploration of park access in Pueblo，Colorado，And Macon，Georgia. *Urban Geography*，1997，18（6）：521—541.

［20］江海燕、周春山、高军波：《西方城市公共服务空间分布的公平性研究进展》，《城市规划》2011 年第 7 期。

［21］顾鸣东、尹海伟：《公共设施空间可达性与公平性研究概述》，《城市问题》2010 年第 5 期。

［22］司马蕾：《上海市养老设施与养老床位的空间分布特征研究》，《建筑学报》2018 年第 2 期。

［23］丁秋贤、朱丽霞、罗静：《武汉市养老设施空间可达性分析》，《人文地理》2016 年第 2 期。

［24］席晶、程杨：《北京市养老机构布局的时空演变及政策影响》，《地理科学进展》2015 年第 9 期。

［25］陈洁、姚申君、吴健平等：《上海市养老机构空间分布研究》，《华东师范大学学报（自然科学版）》2018 年第 3 期。

［26］周圆圆：《江浙沪地区养老设施布局的时空分异研究》，《现代城市研究》2017 年第 2 期。

［27］罗欣然、岳邦佳、林爱文：《基于多元交通方式的养老服务设施可达性及公平性研究——以武汉市为例》，《华中师范大学学报（自然科学版）》2018 年第 6 期。

［28］赵东霞、韩增林、王利等:《基于两步移动搜寻法的城市居家养老服务设施可达性研究——以大连市沙河口区低龄老年人为例》,《地域研究与开发》2014 年第 6 期。

［29］张瀚月、张博茹:《城市社区居家养老设施空间布局研究——以上海市中心城区为例》,《云南地理环境研究》2016 年第 1 期。

［30］何静、周典、徐怡珊等:《城市社区养老设施空间可达性度量方法研究》,《建筑学报》2018 年第 S1 期。

［31］申立:《"积极老龄化"理念下的社区居家养老与弹性应对策略——以上海市为例》,《上海城市管理》2016 年第 5 期。

［32］Talen E. Visualizing fairness: Equity maps for planners. *Journal of the American Planning Association*, 1998, 64（1）: 22—38.

［33］Xiao Y, Wang Z, Li Z G, et al. An assessment of urban park access in Shanghai—Implications for the social equity in urban China. *Landscape and Urban Planning*, 2017, 157: 383—393.

上海推进多层次医保制度体系建设研究

郎　朗　陈丑艳　徐宇星*

一、推进多层次医保制度体系建设的重要意义

十九届五中全会明确将"民生福祉达到新水平""多层次社会保障体系更加健全"作为"十四五"时期经济社会发展的主要目标之一，提出要"健全多层次社会保障体系"。上海经过多年发展，已基本实现基本医疗保险覆盖全民目标，但随着社会主要矛盾变化，群众对医疗保障高品质、多样性需求日益显现，加快建设多层次医疗保障体系具有必要性、重要性与紧迫性。

（一）推进多层次医保制度体系建设，是国家深化医疗保障制度改革的重要制度安排

《中共中央　国务院关于深化医疗保障制度改革的意见》从推进医保制度更加成熟定型的角度，确立了多层次医疗保障体系的制度目标，将"普惠性、基础性、兜底性"制度要求，全面贯穿于多层次医保体系之中。强调"坚持以人民健康为中心，加快建成覆盖全民、城乡统筹、权责清晰、保障适度、可持续的多层次医疗保障体系"，明确提出"到2030年，全面建成以基本医疗保险为主体，医疗救助为托底，补充医疗保险、

---

* 作者系上海市医疗保障局办公室工作人员。

商业健康险、慈善捐赠、医疗互助共同发展的医疗保障制度体系"。

（二）推进多层次医保制度体系建设，是落实"人民城市人民建，人民城市为人民"重要理念的构成内容之一

习近平总书记考察上海期间，提出"人民城市人民建，人民城市为人民"重要理念，十一届市委九次全会、十次全会提出"要以大民生的视野促进人民群众福祉"，着力构建涵盖"底线民生""基本民生""质量民生"的大民生格局。推进多层次医疗保障体系建设，是坚持以人民为中心的发展思想，通过方法创新、制度设计、政策配套，构建涵盖兜底性、基础性、普惠性、补充性的医疗保障制度体系，进一步满足多层次、个性化、高品质的民生需求。

（三）推进多层次医保制度体系建设，是上海医保自身改革的必然要求

上海在全国率先建立以城镇职工基本医保制度和城乡居民基本医保制度为框架的全民医保体系，形成覆盖低保、低收入、支出型贫困家庭的梯度医疗救助体系。但法定医疗保险立足于"保基本"，困难对象的医疗费用负担、重特大疾病医疗需要托底和支持。此外，上海作为超大型国际化城市，群众对高质量医疗保障需求日益增长，期待日益提高。需要持续发力"大民生"，聚焦打造多层次医保领域的"上海品质"，让群众有更多获得感、幸福感、安全感。

二、上海推进多层次医保制度体系建设的实践历程

（一）上海构建多层次医保制度体系的历史脉络

自1978年改革开放以来，上海对职工医疗保险制度和居民医保制度进行了一系列探索改革，以构建成熟定型的多层次医疗保障制度体系为目标，目前已基本形成"两纵、三横"的医保制度体系。"两纵"即基本医保中的职保、居保。"三横"即基本医保、补充医保、医疗救助。上海构建多层次医保制度体系的历史脉络，可以分为三个阶段：

157

第一阶段：奠基时期（2000年前）。以构建覆盖全民的基本医保制度为目标，初步建立基本医保制度和补充医保制度体系，但保障水平比较低，城乡医保尚未整合，商业保险作用尚未凸显，呈现"覆盖少、保基本、多种类、差异大"的特点。

第二阶段：探索时期（2000—2010年）。以构建多层次医保制度体系、提高保障水平为目标，逐步理顺不同层次医保制度之间关系，缩小城乡和人群之间差距，呈现"覆盖广、保大病、多层次、缩差距"的特点。

第三阶段：发展时期（2010年至今）。2010年起，上海多层次医保制度体系进入发展时期：城乡居民基本医保制度统一，基本实现城镇职工和城乡居民基本医保全覆盖。商业健康保险功能更加凸显，各项改革创新举措逐步推出，呈现"全覆盖、高保障、多层次、统城乡"的特点。

（二）本市多层次医保制度体系建设的特征

纵观上海多层次医保制度体系建立完善的历史脉络，主要有以下特点：一是起步较早，基础较好。形成了较为完备的基本医保、补充医保和社会救助制度体系，为推进多层次医保制度体系奠定良好基础。二是统筹层次高，筹资水平高。实行省级层次统筹的基本医保和商业补充医保，充分调动各方资源，放大政策效应。较高的筹资水平也为构建多层次医保体系奠定基础。三是覆盖范围广，保障水平高。本市目前形成覆盖全民的基本医保制度，建立门诊统筹、职工地方附加保险基金，有力保障群众门诊、高额医疗费用负担。

然而，仍存在一些问题，需要通过改革不断完善。一是基本医保依赖程度高，商业保险参与程度低。目前，商业保险还处于基本医保的从属或补充地位，商业保险对基本医保的互补作用还未充分发挥。二是筹资渠道较为单一。当前主要依赖企业和个人缴费，在人口老龄化程度不断加深的背景下，难以应对参保人员对高质量医疗保障日益增长的需求。

三是对医疗费用增长缺乏有效制约手段。基本医保参保人员医疗费用的增速大于经济发展增速。然而，医疗费用的快速增量对群众健康水平提高的作用有限，在深化医保制度改革背景下，如何通过多层次医保体系设计，合理控制医疗费用不合理增长，实现从"以治病为中心"向"以健康为中心"的转变仍是较大难题。

三、上海推进多层次医保制度体系有关思考

（一）总体原则

要重点研究处理好三对关系。

一是"保基本"和"多层次"的关系。中国特色医疗保障制度以基本医保为主体，医疗救助为托底，补充医保、商业健康保险、慈善捐赠、医疗互助等为补充，是有机统一、相互补充、相互协调、相互促进的完整制度体系。基本医保制度为主体，承担着基础性、普惠型职能。医疗救助对于特殊困难群众实施托底性保障，关键是建立防范和化解因病致贫返贫长效机制，重点做好精准识别机制、资助参保缴费、救助医疗费用三项任务。补充医保包括职工大额医疗费用补助、企业补充医疗保险、公益慈善等，本质上属于社会互助。基本医保政策出自政府，政策要保持稳定性和可持续。各类社会互助更加灵活，是多层次医疗保障的重要部分、不可或缺。商业健康保险主要是保障基本医保以上的部分，充分发挥市场机制的作用，为人民群众提供高质量、多样化、个性化健康保障。这是医保可持续发展的必由之路。

二是"保民生"和"促发展"的关系。医保一头连着需方，承担着减轻群众就医负担、增进民生福祉、维护社会和谐稳定的制度功能；一头连着供方，由于集中了资源、基金、数据等多项优势，整合了待遇、准入、价格、支付、结算、招标采购等多项职能，成为医疗服务领域有力的发展促进力量。医保部门需要加快转变职能，由医疗服务被动的买

单者转为战略购买者，加强对供给侧结构性改革的引领作用，推动医疗服务和医疗保障在更高水平供需平衡。这是深化改革的奋斗目标。

三是"以健康为中心"和"以治病为中心"的关系。长期以来，医保服务总体上围绕"以治病为中心"开展，"以人民为健康中心"的理念仍需强化，优质高效整合型的医疗卫生服务体系尚不健全，预防为主、医防协同、医养结合、康养协调的局面需要进一步巩固。随着我国社会主要矛盾的转化、老龄化程度的加深、生育政策的调整，相关预防、康复、护理、生育等服务供给与保障不足的矛盾会更加凸显。医保改革发展应贯彻新发展理念、构建新发展格局，更好地全方位、全周期维护保障人民健康，这是今后改革的努力方向。

（二）重点方向

1. 强化基本医疗保险、大病保险与医疗救助三重保障功能

国家主导的法定医疗保障层次是公民依法享有的基本社会权益，要促进法定各类医疗保障互补衔接。

（1）夯实基本医疗保险制度。深化医保制度改革首要任务就是直面现行基本医保制度安排中的不足，促进其结构功能优化，并成为基本成熟的法定制度安排。一是实现基本医保全覆盖。适应新业态发展和人口流动，完善灵活就业人员参保缴费方式，做好医保关系跨地区转移接续和个人权益保障，进一步扩大基本医保覆盖面。二是促进基本医疗保险筹资相对均衡。适当调整单位和个人缴费率，明晰筹资责任主体的分担比例，强化城乡居民基本医保中参保人的缴费责任，使筹资责任在主体各方间日趋均衡。积极探索退休人员缴费过渡政策，应对人口老龄化加速发展对医保基金支付造成的压力和冲击。

（2）完善大病保险制度。一是进一步明确大病保险补偿模式。上海市城乡居民大病保险可以看作基本医保的补充和延伸，大病保险没有独立筹资渠道，资金从城乡居民医保基金中划出一定比例或额度进行筹集。

下一步，要综合考虑医疗费用、患病率等因素，适当调整增加大病保险覆盖病种。在确定大病保险补偿对象时，将病种和费用结合起来，切实解决少数高额医疗费用患者的经济负担。二是强化大病保险、大病救助、商业大病保险、大病互助等协同保障作用。打破当前大病医疗保障碎片化格局，构建起由"大病保险＋医疗救助＋商业健康保险＋大病互助"共同组成的补偿机制和衔接模式，打通保费收缴、理赔给付、就医服务等方面分工合作与资源共享，发挥政策合力，减轻大病患者的就医负担。

（3）健全医疗救助制度。一是落实资助重点救助对象参保缴费政策。建立健全救助对象数据定期交换机制，确保医疗救助对象实现应保尽保。二是加强医疗救助信息系统建设。健全医保信息系统和医疗救助系统，打通数据壁垒，扎实有序推进医保和民政等部门信息系统互联互通，实现信息资源利用最大化。三是健全重特大疾病救助相关机制。建立健全最高救助限额动态调整机制。对标国家标准，建立动态调整最高救助限额机制。建立健全因病致贫预警机制，及时实施分类救助和灵活救助。健全重点救助对象高额费用豁免机制和重大疫情或者医疗费用豁免机制，减轻困难群众就医就诊后顾之忧。

2. 加快发展商业健康保险市场

（1）厘定基本医保与商业健康保险之间的职责边界。发展商业健康保险市场，关键是处理好政府与市场之间关系，从职能上划分基本医保和商业保险分工，实现相互补充、相互促进。政府在构建多层次医保体系中扮演基本医保主要提供者、商业保险发展有力支持者、保险市场有效监管者。商业保险扮演好补充医疗保险主要提供者、控制医疗费用不合理增长监督者、医保专业化管理促进者。

（2）强化个人账户改革，支持商业保险发展。当前上海医保个人账户使用范围较窄，共济作用未得到发挥，逐年增加的账户余额面临较大管理和使用问题。根据国家关于个人账户改革的意见，可从"弱化"和

161

"活化"两个方面入手。一方面，"弱化"个人账户的规模和限制，为商业保险发展留足空间。针对目前职工医保筹资与基金内部结构方面存在的问题，对个人账户与统筹基金的筹资结构进行必要的调整，科学合理确定个人账户计入水平，适当减少从单位缴费中划入个人账户的资金比例，增强统筹基金的筹资和支付水平。另一方面，"活化"个人账户功能和用途。探索推行家庭账户，提高个人账户医保资金在家庭范围内的共济。探索个人账户购买商业保险，降低实际医疗费用负担，减轻基本医疗保险负担。此外，结合长护险试点工作，探索推出个人账户支付长护险自负部分费用等，充分盘活个账基金。

（3）多措并举激活商业健康保险市场。一是畅通政府与商保公司之间数据共享，发挥商业保险的精算优势，减少信息不对称带来的逆向选择风险，培育保险市场健康发展。二是鼓励商业保险机构开发多样化的产品、提供定制化的服务。丰富和拓展商业保险险种，鼓励商业保险机构提供多元化、定制化、便捷化服务。发挥商保机构风险管理与费用控制的专业优势，有效控制医疗费用快速增长。三是强化政府部门对商业健康保险行业的引导和监督。政府部门应当制定和完善保险公司准入条件，做到公开、透明。对商业保险机构开展补充医疗保险进行监督、引导、考核，促进商业健康险经营机构专业化、集约化，切实维护消费者权益。四是制定和完善促进商业健康险发展的政策体系，明确商业健康险税收优惠政策细则，降低经营成本，提高经营效率，引导其完善产品设计和配套服务，增强市场竞争力。

3. 推动补充医疗保险发展

（1）发展公务员医疗补助。2001年上海为顺利实现新旧医疗保险制度的平稳过渡，在城镇职工基本医保制度基础上实行公务员医疗补助。政策实施以来，在减轻公务员医疗费用负担、保持队伍稳定等方面发挥积极作用，但公务员医疗补助标准多年未作调整，且退休人员一般门急诊费用、基本医保中限额支付项目的自费部分并未纳入到补助范围内，使公务员医疗补助激励作用不明显。

公务员医疗补助可在原有政策框架基础上进行完善优化，住院、门诊大病费用补助的薄弱环节和诊疗必需项目酌情提高补助标准，优化门急诊费用补助的范围空白。针对原制度已覆盖但补助力度稍显不足的部分，如在职和退休人员住院费用起付线以下个人自负部分，适当提高补助比例，进一步发挥公务员医疗补助实效。

（2）发展企业补充医疗保险。目前，企业在参保与否上不具有选择的权利，且政府部门统一提供的保险方案具有趋同性，使企业补充医保的多元化补充功能和吸引留住人才的人力资本管理功能几乎丧失。发展企业补充医疗保险，一是要进一步加强补充医保发展路径。由政府主导向企业自主建立转变，做到政府管好基本，释放市场空间，商业保险公司积极介入，第三方机构健康管理机构、保险中介机构积极参与配合，实现共赢。二是要保障方式由经济补偿向兼顾健康管理转变，采用"保险＋服务"健康管理模式，增强员工对于企业参加补充医保的认知和敏感度，从而带来激励效应的提升。三是要调整、优化企业补充医保的扶持政策体系，不断构建针对性扶持鼓励政策，促进特殊职工群体的参与；优化政府有关企业员工福利政策，从社会意识角度培育促进企业补充医保发展。

（3）发展少儿住院互助基金。少儿互助基金是由上海市红十字会、市教委和市卫健委于1996年联合创建的公益性、非营利性的医疗保障互助基金，是基本医疗保险中（中小学生和婴幼儿人群）的重要保障制度。但现在三方合作不足，其在补充医疗保险中的重要作用未完全发挥。要加强、重视并支持少儿住院基金的发展，推动三方合作，加强少儿住院基金队伍建设，不断优化人才培养，为其发展奠定良好基础。

（4）发展职工医疗互助保障计划。上海市职工医疗互助保障计划目前仍处于发展期，资金费用以固定存储为主，增值空间狭小，并且监管力度低，无法很好满足职工现实需求。要进一步提高社会影响力，积极发动各级工会组织和工会干部，切实加强对互助保障计划的宣传和动员；积极扩大职工医疗互助保障计划的保障范围和参与范围，放开参与对象条件和疾病保障范围的限制，扩大职工参与面和受益面。

（三）政策建议

通过研究，课题组提出如下政策建议：

1. 加快推出多层次医保体系建设"上海方案"

中共中央、国务院《关于深化医疗保障制度改革的意见》明确提出构建多层次医保体系，党的十九届五中全会将多层次社会保障体系建设作为重要内容，国务院办公厅印发的《"十四五"全民医疗保障规划》也将建设多层次医保体系作为医保改革发展的主要目标。建议充分发挥上海基本医保待遇保障水平较高、商保市场发展较为充分的优势，率先推出多层次医保体系建设"上海方案"，统筹推进各类医疗保障高质量协调发展、有效衔接。

2. 在多层次医保体系建设中坚持保基本、兜底线、多层次三者并重

保基本，主要是进一步完善职工医保和居民医保两项基本医保制度，在不突破现有制度框架的前提下，进一步缩小职工医保和居民医保筹资缴费水平、在不同层级医疗机构之前报销比例等"待遇差"，率先走向真正意义上的城乡统筹。兜底线，主要是针对特殊困难群体、罕见病群体等，发挥好政府兜底功能，建立好"三大机制"，即因病致贫精准识别和医疗救助机制、罕见病用药保障机制、与市总工会职工医疗互助计划和市红十字会少儿住院基金等有效衔接机制，确保针对特殊困难群体的医疗保障需求，政府和社会有关各方共同努力，兜住底、兜好底。多层次，就是激活商业保险市场，针对多元化医疗保障需求，采取更加灵活多样的模式，推出普惠险、健康险、重疾险等丰富的产品设计。

3．在多层次医保体系设计中避免简单叠加

多层次医保体系不是简单做加法，不是把现有不同层次、类别医疗保障叠加在一起就是多层次医保体系。这当中，要定位好政府与市场不同功能，定位好基本与普惠、托底、补充之间关系，真正做到坚持以人为中心，各项制度之间既有明细边界、又相互支撑、互补、衔接，切实发挥好多层次医疗保障的功能。

参考文献：

［1］吕国营：《新时代中国医疗保障制度如何定型？》，《社会保障评论》2020 年第 3 期。

［2］许飞琼：《中国多层次医疗保障体系建设现状与政策选择》，《中国人民大学学报》2020 年第 5 期。

［3］尹燕：《我国商业健康保险参与多层次医疗保障体系建设研究》，《中国保险》2019 年第 12 期。

［4］余小豆、袁涛：《多层次医疗保障的国际比较与启示》，《中国医疗保险》2019 年第 3 期。

［5］郑功成：《多层次社会保障体系建设：现状评估与政策思路》，《社会保障评论》2019 年第 1 期。

［6］朱刚令：《厘清医保权责，应先明确其本质、目标和主体》，《中国医疗保险》2019 年第 12 期。

上海市中药材质量监管的现状、问题和对策

王　瑾　曹宜璠　王美凤*

中药是我国宝贵的自然资源，从古至今在我国乃至世界的医学治疗中都发挥着重要的作用，中药材的质量直接关系到临床治疗效果。然而近年来中药材市场乱象却一直存在，多方监管尽管初见成效，但是质量问题依旧令人担忧，很多老药师反馈"这其中不仅仅是种植、采购、储存等问题，而是需要综合治理的一个大工程"，因此准确分析中药材质量监管现况及存在的问题，并提出有针对性的解决对策，是提高中药材质量的基础。2021年3月，上海市十五届人大常委会第三十次会议更是表决通过《上海市中医药条例》，明确指出要提高中药材品质，中药饮片质量和用药安全面临着新的挑战，加强对上海市中药材质量监管刻不容缓。中药饮片是中药材市场最突出的代表，本文以中药饮片为例，对2018—2020年上海市不合格中药材进行分析，挖掘中药材质量监管现状与问题，深入了解究竟哪些地区、哪些企业、哪些品种存在这些问题，未来应如何应对。

一、资料与方法

研究数据主要来源于2018—2020年上海市药品监督管理局（以下简

* 作者系上海市卫生和健康发展研究中心（上海市医学科学技术情报研究所）卫生政策研究部研究人员，王美凤为通讯作者。

称"药监局")《药品监督抽检质量公告》，采用横纵向统计描述方法。

二、结果

（一）中药材是不合格药品的主要构成

2018—2020 年，上海市药监局共监测到 402 批次不合格药品，涉及中药材、中成药、化学药、药包材、辅料及其他品类六类，多数主要集中在中药材与中成药上。402 批次不合格药品中中药材有 336 批次，占比 83.6%；中成药 30 批次，占比 7.46%，两者合计占比高达 91.1%。若分年份来看，2018—2020 年不合格中药材批次占全年不合格药品的比重分别为 92.68%、81.76% 和 70%，可见尽管中药材质量逐年升高，但中药材质量问题依旧是不合格药品的"重灾区"。

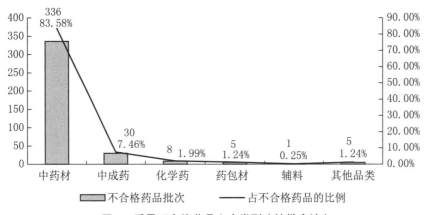

图 1　质量不合格药品六大类型（按批次计）

（二）不合格中药材主要集中在私立机构

从不合格中药材所属机构性质看，2018—2020 年监测到不合格中药材批次由多到少的机构依次是：门诊部（89 批次）、药房（82 批次）、私立医院（63 批次）、制药企业（54 批次）、社区卫生服务中心（24 批次）、公立医院（20 批次）、护理院（4 批次）。其中占比大的门诊部与药房及私立医院都属于私立性质机构，三者合计约 70%。若具体划分机构属性的话，监测到不合格中药材批次中私立机构占86.9%，可见不合格中药材主要集中在私立性质的机构。具体见图2。

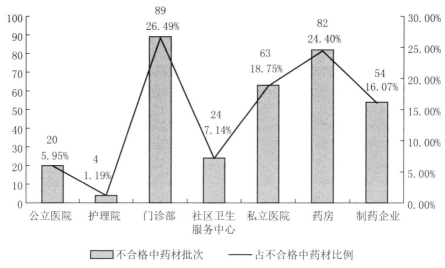

图2　2018—2020年不合格中药材抽样机构性质批次情况

（三）质量不合格的中药材主要来源沪皖两省市，个别企业连续反复上榜

2018—2020年，监测出上海市不合格的中药材主要来源于安徽（136批次）、上海（104批次），两省累计240批次，占监测到所有不合格中药材的比例71.5%（见表1）。到2020年，不合格中药材批次比前2年均有较大幅度下降。

2018—2020年，质量不合格的中药材批次数排序前10家企业中，不合格批次累计142批次，占监测到所有不合格中药材的比例42.3%。安徽铜陵禾田中药饮片股份有限公司居不合格榜榜首，共31批次，其产品杜仲、远志等药材查出不合格批次较多；天马（安徽）国药科技股份有限公司排名第二，不合格数量达17批次，涉及产品主要为柴胡、当归、全蝎等（见图3）。值得一提的是，个别企业连续反复上榜，如在质量不合格批次数排序前10的企业中，安徽铜陵禾田中药饮片股份有限公司、天马（安徽）国药科技股份有限公司2家企业连续3年上榜。

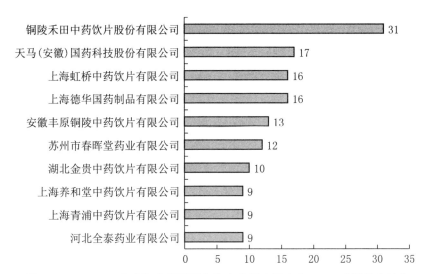

图3　2018—2020年上海市质量不合格中药材来源企业Top10（按批次计）

表1　2018—2020年上海市质量不合格中药材来源省份情况（按批次计）

来源省份	2018年	2019年	2020年	总计	来源省份	2018年	2019年	2020年	总计
安徽	40	66	30	136	甘肃		1		1
上海	62	25	17	104	湖南		1		1
江苏	19	9	4	32	南京			1	1
湖北	10	11	1	22	山东			1	1
河北	6	7	6	19	深圳			1	1
未公告省份	15			15	四川			1	1
江西		1	1	2	总计	152	121	63	336

（四）部分质量不合格中药材反复上榜

2018—2020年，质量不合格批次数排名前10的药品都为中药材，排序相对靠前的分别为决明子（26批次）、杜仲（24批次）、山药（22批次）、远志（19批次）等（见图4）。其中远志和山药都连续3年被列为不合格榜的前10。

169

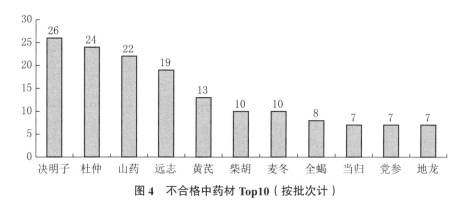

图4　不合格中药材Top10（按批次计）

（五）中药材质量问题依然突出

据重复批次统计分析，2018—2020年，上海市中药材质量不合格原因主要有：性状（188批次）、炮制（123批次）、含量测定（73批次）、水分（24批次）、黄曲霉素（17批次）、酸不溶性灰分（9批次）、二氧化硫残留量（8批次）、总灰分（8批次）等问题，其中性状、炮制、含量测定的不合格问题尤为突出。北沙参、远志等中药材甚至出现三个检测项目不合格。

表2　2018—2020年Top10中药材质量不合格原因

中药材不合格项目	批次（批）	占比%	主要不合格中药材	不合格小贴士
性状	188	39.25	黄芪、山药、杜仲、远志、全蝎、蝉蜕、当归、皂角刺等	**性状**是指药品的物理特征或外观形状，性状不合格，可能会影响药品的质量和功效。
炮制	123	25.68	杜仲、远志、山药、枳实、益智仁、桑寄生、北沙参等	**炮制**是指中药材用烘、炮、炒、洗、泡、漂、蒸、煮等方法加工成饮片，目的是消除或减低药物的毒性，加强疗效，便于制剂和贮藏，使药物纯净。
含量测定	73	15.24	决明子、黄芪、何首乌、远志、莲子心、野菊花、砂仁等	**含量测定**是指用物理、化学或生物的方法，对供试品含有的有关成分进行检测。
水分	24	5.01	全蝎、丹参、山楂、马齿苋、炒紫苏子、射干、龙胆等	**水分**是指药品中的含水量。水分偏高通常受药品包装或储存环境影响引湿所致。

（续表）

中药材不合格项目	批次（批）	占比%	主要不合格中药材	不合格小贴士
黄曲霉素	17	3.55	远志、莲子、柏子仁	**黄曲霉毒素**是中药材及中药饮片加工后未能及时干燥或储藏不当时，往往容易被黄曲霉或寄生曲霉污染而产生此类毒素。
酸不溶性灰分	9	1.88	威灵仙、独活、地龙、蛇蜕	**酸不溶性灰分**主要为污染的泥沙和食品中原来存在的微量氧化硅等物质。
二氧化硫残留量	8	1.67	桔梗、太子参、山药、醋延胡索、党参、北沙参、百合	**二氧化硫残留量**主要控制中药材或饮片等经过硫磺熏蒸后的二氧化硫残留量。
总灰分	8	1.67	枇杷叶、车前草、地龙、龙胆	**总灰分**主要控制饮片中的杂质。
鉴别	7	1.46	骨碎补、皂角刺、川贝母、醋延胡索、乌梢蛇、北沙参	**鉴别**包括经验鉴别、理化鉴别、显微鉴别，主要采用物理、化学、光谱、色谱等方法。
重金属及有害元素	6	1.25	黄芪、山楂、甘草	**重金属及有害元素**主要是指铅、铬、汞、砷、铜等物质含量。
杂质	4	0.84	酒萸肉、番泻叶、地龙	**杂质**指非药用部位、无机杂质及来源与规定不同的物质。
金胺O	4	0.84	延胡索、黄芩	**金胺O**是一种色素或者染料，检出该成分，提示有染色现象。
浸出物	2	0.42	炒蔓荆子、山药	**浸出物**可以反映中药材及饮片内在成分含量。中药材及饮片的产地、生长年限、采收季节、加工方式、炮制工艺等环节不规范可能导致其浸出物含量不符合规定。

三、讨论

据上述分析发现，虽然近几年上海市政府对中药材行业进行了大力整治，质量有了明显的提升，但中药材整体质量状况仍不容乐观，每年抽检到不合格药品中中药材占到80%以上。多种中药材等甚至出现三个检测项目不合格，足见中药材质量问题的严重性。

（一）中药材来源把关不严

中药材来源主要采用机构采购和产地定点采购相结合的模式。从采购机构性质来看，质量不合格的中药材主要集中在私立机构，如2018—2020年不合格批次较多的有门诊部（89批次）、药房（82批次）、私立医院（63批次）、制药企业（54批次），这些私立机构稳居榜首。而且部分企业反复上榜，安徽铜陵禾田中药饮片股份有限公司、天马（安徽）国药科技股份有限公司2家企业就连续3年上榜。从采购的定点产地来看，监测到上海市不合格的中药材主要来源于安徽与上海两省市，2018—2020年，来源于两省市不合格的批次占监测到所有不合格中药材的比例的71.5%，且安徽和上海也连续3年上榜。不合格原因主要集中在性状、炮制、含量测定，占监测到沪皖两省不合格中药材比例的72.92%，与两省的种植环境、采收季节、加工方法、储存措施等都有关，如与上海种植环境潮湿、采收季节短及安徽省盲目采收加工、引进中药材品种导致药材质量下降，也从侧面反映沪皖两省政府对部分企业、来源省份监管力度仍旧较弱。

（二）中药材内在质量堪忧

性状、炮制、含量测定等问题仍旧是造成中药材质量不合格的主要因素。2018—2020年，上海市监测到336批次的不合格中药材中，因性状不合格的涉及188批次，性状不合格可能会直接影响药品的质量和功效。但现实中影响中药材性状的因素有很多，如：种植环境、采挖季节、人工种植时化肥农药的使用等因素，都可能会影响中药材的性状。同样，因含量测定不合格的涉及73批次，而含量测定不合格的原因有可能是中药材来源不正确、种植加工等环节操作不规范，如：种植环节滥用生长调节剂，生长期不够、采收季节不适宜，加工方法不当、饮片炮制不规范等都可能影响中药材的种植加工等环节。此外，除农药残留、黄曲霉毒素及二氧化硫残留超标外，因总灰分、酸不溶性灰分以及水分等检查项不合格的涉及41批次，总灰分、酸不溶性灰分不合格的原因可能是中药材存在掺杂问题，而水分不合格则表明中药材在储存和流通中可能未采取适当防潮措施而引湿，这些都是造成中药材质量问题的因素，可见中药材本身内在质量仍旧堪忧。

（三）中药材外源性污染还需重视

中药材外源性污染主要包括黄曲霉素、酸不溶性灰分、二氧化硫残留等。2018—2020 年，17 批次不合格中药材中，远志（包括远志、制远志）黄曲霉素超标严重，共有 11 批次超标，究其原因主要是中药材在采摘、贮存、运输等环节保存不当，温度湿度环境不符合规定条件受潮霉变而污染黄曲霉素。例如：远志加工的每个环节很难保持全程干燥，所以常会产生黄曲霉素。酸不溶性灰分超标问题，主要为地龙、蛇蜕等，由于生活环境可能被污染，致使它们带入了外源性杂质，这也进一步说明炮制品净度不符合要求。二氧化硫残留量超标问题，近几年虽然硫黄过度熏蒸得到有效控制，但是出现了如采用焦亚硫酸钠、亚硫酸钠等闷润、浸泡药材方法的二氧化硫量超标问题，其原理与硫黄熏蒸大同小异。2018—2020 年，上海市中药材抽检中有北沙参、党参、山药、太子参等检查出二氧化硫残留超标，占不合格中药材总批次约 2.4%。

（四）中药材炮制不规范

中药炮制工作任务繁杂，涉及的药材品种繁多，而中药材管理人员学历水平相差较大，专业知识参差不齐，专业素养存在显著差异。不同的中药材管理人员对于中药管理的知识、内容、技能技巧以及中药品鉴别的相关要点掌握程度不一，因而容易增加中药产品的质量问题。2018—2020 年，因炮制问题不合格的中药批次排名第二，也有研究指出药房中的炮制品问题较多，炮制时间过短、过长均可导致中药材产品大小、厚薄等统一度不高，进而影响中药材质量合格问题。

四、建议

（一）搭建全方位的中药信息平台

搭建全面中药信息网，其一，鼓励和倡导药材工作者发表发布相关

173

的文章、专著和著作保障其相应的知识产权，实现多层次、多角度地利用资源。其二，在进行中药信息网编程和设计的过程中，要重在对中药功能、剂量、使用方法、不良反应等方面的阐述，做到规范、细致地标注，提高中药来源的可信度。其三，通过对中药药材源头的治理，包括种植、田间管理、采收、采购、入库管理、运输、炮制加工等环节的治理整合中药材专业市场，形成强大的核心竞争力。其四，建立信息统一的获取平台。加大上海市政府对中药重点实验室、科研项目的开发力度，将中药基础研制、合理培育、科学种植、及时采制有机结合起来，形成生、产、制、销一体化运营，提高中草药药材的及时合理的利用价值。

（二）大力推进 GAP 基地建设（生产、加工、保存设备、实施和生产工艺）

大力推进 GAP 基地建设，在实施 GAP 建设的过程中，首先要加强和完善基地硬件设施，学习引进国内外较为先进的生产、加工、保存设备、实施和生产工艺，提升生产流水线操作水平，从根本上解决中药生产、储存、安全滞后等突出问题。其次，相关的生产工作人员要加强自己的业务技能操作水平。通过不断的学术深造、技能升级，完善自己的学术技能标准，在实践临床工作中多总结领悟经验，发现实施过程中的弊端，从源头上丰富中药材的产业链条信息。

（三）建立各类各层次中药材专门人才队伍

第一，建设中药材专家团队，纳入上海市中药研究所、市中药材产业协会、上海中医药大学、市农科院等单位的中药专家，同时市科协也可协助设立专家工作站；第二，强化中药材干部队伍建设，招聘中药材相关专业人才充实服务体系，可安排一定数量的事业单位定向招聘中药材专业岗位技术人员；第三，开展中药材培训，每年开展针对中药材技术人员以及种植大户的中药材生产技术培训，并组织人员参加各省市中药材培训，加强与中医药大学等相关单位合作，积极拓展培训平台，提高培训力度和效果。

（四）规范中药材标准质量管理机制

其一，通过加强中药药材运输过程的管理、炮制方法，提升药材的药用价值。其二，制定标准的药材养护管理制度，改善药材的储存方式和方法。其三，加强中药材的行政监督工作，通过组织管理条例，加强和提高企业以及医院领导对质量意识的认知程度。

五、结论

总而言之，当前常用中药材质量检验中，存在着中药来源把关不严、中药材含量不明确、中药材炮制不规范等问题。为了确保中药在使用过程中最大地发挥功效，必须要增强检验人员的专业素质，搭建全方位的中药信息平台，大力推进 GAP 基地建设等，确保中药材质量检验的准确性，推动中药市场健康、持续发展。当前研究结果可为上海市乃至全国各省市各级药品监督员提供有力证据，可经常深入中药生产、经营、使用单位，现场监督，重点抽查，发现不合格药品，及时依法处理，使不合格药品无立足之地，也为中药从业人员提高中药质量，把好各环节质量关提供参考。

参考文献：

［1］张军、刘翔、林茂祥、申杰、陈玉菡、金江群、王黎、刘正宇：《重庆南川区中药材现状分析与保护建议》，《中国现代中药》2015 年第 9 期。

［2］刘广州、余建智：《有关强化中药材质量监管的探讨》，《西北药学杂志》2009 年第 6 期。

［3］王建岭、李仁玲：《中药药理信息平台数据库建立的研究》，《河北中医药学报》2014 年第 1 期。

［4］郑强、张海光、韩澎、程京：《GAP 综合信息管理系统在中药产业规范化中的应用》，见中国中医药研究促进会：《中国中医药研究促进会专业委员会成立大会暨"全国中药关键技术研讨会"资料汇编》，中国中医药研究促进会，中华中医药学会糖尿病分会 2003 年 11 月召开。

［5］刘自林、王艳、许伏新：《安徽省中药材种植存在的问题及对策》，《安徽医药》2004 年第 3 期。

［6］杨迪、周斌、王元辉：《药品质量标准中存在的问题及解决措施》，《生物技术世界》2016 年第 1 期。

［7］郑昕、叶盈盈：《分析中药房调剂质量对临床用药安全的影响》，《心理月刊》2019 年第 20 期。

［8］高雨濛：《助力从源头保证中药材质量》，《中国医药报》2021 年 12 月 14 日。

［9］何舒、乔进超、卢娜、黎思琦、施蕊：《云南省中药材质量管控路径探究》，《山西农经》2021 年第 22 期。

［10］郭晓晗、张萍、荆文光、李明华、程显隆、魏锋、马双成：《从 2020 年国家药品抽检专项有关问题谈中药材及中药饮片监管》，《中国现代中药》2021 年第 10 期。

［11］王今强、张鹏、林晓兰、郭景仙：《我院中药咨询工作的回顾性分析》，《中国药房》2006 年第 12 期。

新媒体时代上海市食品安全风险交流工作机制及成效

王晨诚[1] 范志仪[1] 金 秋[1] 颜嫦嫦[1] 张露霞[2] 李亦奇[1] 彭少杰[1]*

风险交流是 20 世纪 80 年代出现的概念。2006 年，世界卫生组织提出的食品安全风险分析框架发生了显著变化，将风险交流扩大了范围，与风险评估、风险管理三者的关系从互相交叉转变为包含与被包含，充分体现出对风险交流的认识程度提升，也揭示出食品安全风险交流的重要性，即贯穿于整个风险分析的过程。陈君石院士曾与国外学者共同提出，将食品安全风险交流转变为食品信息交流，使得风险交流的内涵更广泛。因此，食品安全风险交流的内容应当涵盖对食品安全、营养等正确的认知（如食品带来哪些健康益处、如何健康饮食、避免食源性疾病，食品中可能存在的风险等），政府对改善食品监管做出的努力，食品行业在提升食品质量和安全方面的努力，以及危机事件发生时的信息传递等。

在新媒体时代，切实保障食品安全提高市民满意度面临着更多挑战，如信息爆发式增长，舆论环境复杂，食品新业态层出不穷等，如何在日常交流中及时公开公众关心的食品安全信息、解答公众疑问；在危机交流中及时占领舆论高地、提高消费者信心，食品安全风险交流工作至关

177

* 作者 1 系上海市市场监督管理局信息应用研究中心食品安全政策研究人员；作者 2 系上海市市场监督管理局食品协调处工作人员。

重要。本文在国内外风险交流进展背景下介绍新媒体时代下上海市食品安全风险交流工作机制及成效。

一、新媒体平台已成为食品安全信息的主要发布地

2011 年微信的出现，致使新媒体开始走入公众视野，快速成为人类生活中不可分割的一部分。新媒体平台根据不同属性，主要有五大类：新闻客户端类、视频类、知识类、社群类和综合类。不同平台在传播形式、受众、特性等方面均有差异。此外，随着 AI、5G、区块链等新技术的驱动，平台功能迭代频率上升，使得运营者需要跟上更新节奏，捕捉最新的手法、创意、技巧等。

近年来，对于大部分市民而言，网络信息的爆发式增长和快速传播，致使被动接收到大量的信息，其中不乏失实报道、片面解释和随意发挥的食品谣言，更是干扰公众对食品安全的理性认知。公众往往持有"宁可信其有，不可信其无"的心理，对食品安全事件往往难以作出理性的判断，容易引发食品安全恐慌。可见在互联网时代，由于网络空间的匿名化、低门槛、跨时空、去中心化的特性，助长了网络谣言传播的"蝴蝶效应"，使得谣言呈几何数量传递。食品安全谣言，在传播过程中往往具有标签化（用"致癌""有毒"等夸张词语吸引眼球）、视觉化（偏向于用小视频呈现，看起来更"真实"）、社交化（借用社交媒体平台，如微信微博，传播极其迅速，成为主要渠道）等特点。

由此可知，新媒体平台是各类信息融合碰撞的平台，具有传播速度快、传播数量大、正负面信息融汇的特点。而食品安全相关话题存在燃点低、关注度高的特点，加之食品供应链长，涉及主体多样，是整个社会予以关注的民生问题，因此在新媒体时代，不同主体之间开展食品安全信息交流工作显得格外重要。

二、国内外食品安全风险交流研究概况

（一）国内概况

结合我国食品安全风险交流调查研究的文献数量变化和食品安全风险交流相关政策的出台等为时间节点，结合我国食品安全重大事件和发展的历史脉络，可将我国食品安全风险交流研究的发展历程分为三个阶段。

第一阶段为2001—2013年（风险交流研究的递增期）。2006年食品安全风险分析框架发生了显著变化，从品字形构架、互有交叉变为风险交流包含风险评估和风险管理，对风险交流的认识程度明显提升。从文献数量变化来看，从2006年起，关于风险交流的研究呈现出逐年递增的趋势。之后，2008年的"三聚氰胺"事件直接推动了《中华人民共和国食品安全法》（2009年版）出台的同时，让整个社会对食品安全的信任崩塌；随着2009年微博的爆发式增长，2011年微信的出现，代表公众呼声的新媒体使得食品安全舆论场迅速扩展。同年全国发生了多起食品安全事件，如上海"染色馒头"事件、双汇"瘦肉精"事件、全国"地沟油"事件等，造成公众对食品安全的关注度大幅上升。因此，此期间关于风险交流相关研究的增长幅度明显。

第二阶段为2014—2016年（风险交流研究的高峰值期）。国家卫生计生委于2014年1月出台并实施《国家卫生计生委办公厅关于印发食品安全风险交流工作技术指南的通知》（国卫办食品发〔2014〕12号），对我国食品安全风险交流工作提出明确的指导。同时，《中华人民共和国食品安全法》（2015年版）在2009年的基础上进行修订并于2015年10月1日起施行，明确将风险交流的概念加入法规的第二十三条中，即相关利益方就食品安全风险评估信息和食品安全监督管理信息进行交流沟通。这一时期，关于食品安全风险交流的文献研究量基本达到最高峰值。

第三阶段为2017年至今（风险交流研究的逐步回落期）。随着食品安全法规制度的完善，食品安全监管工作取得了一定成果，食品安全事

件的发生随之减少，公众也逐渐适应了新媒体时代的舆论环境。这些都促使食品安全风险交流进一步研究的驱动力不再如前那般明确，显现出回落趋势。

总体来看，已有的研究多数集中在风险交流理论及对不同主体交流现状和存在问题的分析，少数出现结合案例分析交流技巧和原则，极少数研究聚焦风险认知调查。总体来说，当前我国食品安全风险交流的认识还处于初级水平，但已在理论和实践方面有所探索，尚存在以下主要问题：

一是缺乏风险认知调查。美国、欧盟等国家均已在受众风险认知调查方面开展了十多年，积累了大量风险认知数据。而我国对公众的食品安全风险认知缺乏系统的研究，目前所开展的食品安全风险认知调查多局限于学术研究和小范围调查，亟待开展全国范围内系统性的消费者食品安全风险认知调查。

二是开展风险交流的基础条件缺失，如缺少统筹部门的领导、专业人员、政策等。我国风险交流工作主要在监管部门，但是未成立一个专门的风险交流部门和跨专业的风险交流人员。社区、技术专家等群体都是开展风险交流的主体，但是在实际操作中，如社区缺少相应的专业人员配备、缺少专家团队及相关风险交流科学依据或技术的支撑而难以开展有效的风险交流等。

三是风险交流模式缺乏互动性。我国目前风险交流主要方式为传统政府方的发布，如新闻通稿、食品安全相关信息的发布等。消费者与政府部门之间的沟通主要是投诉咨询电话，除此而外的网站或微博只是用于进行政策宣传贯彻等，尚未形成沟通互动的作用。

四是尚未建立系统性风险交流体系，缺少日常交流和危机交流机制。当下新媒体在食品安全风险交流中广泛使用是信息化社会的必然趋势，但是运用新媒体工具开展风险交流的专业人员缺乏，也尚未建立新媒体参与的风险交流工作机制和规范。

（二）国外概况

在法律制度上，日本和欧盟确立了风险分析的法律框架，并明确提出了风险交流的概念。另外，欧洲食品安全局还以风险交流指南或策略书的方式来规范具体的风险交流活动，如在 2006 年和 2009 年分别制定了食品安全风险交流策略，2012 年又发布了风险交流指南《当食物烹饪出风暴——经过验证的风险交流食谱》(*When Food is Cooking Up a Storm-Proven Recipes for Risk Communications*)，并于 2015 年和 2017 年进行了修订，详细列举了针对不同交流工具（媒体、网络、出版物等）适合场景的整理与归纳分析，为欧盟成员国风险交流工作提供参考。

在交流模式上，欧盟和日本采用的都是风险评估者主导风险交流的模式。根据两国的法律规定，日本食品安全委员会和欧洲食品安全局是负责食品安全风险交流和风险评估工作的主要机构，他们都具有一定的独立性，不受政治经济因素影响。

在交流形式上，欧盟和日本通过多元化的食品安全风险交流平台和公众开展双向互动交流。不同的平台针对不同的交流对象，目的是使更多的受众接收到他们想要的食品安全信息，同时也使他们能有便捷的渠道进行反馈，提高他们在食品安全风险交流中的参与度。欧洲食品安全局和日本食品安全委员会的官方网站上都专门设立了食品安全风险交流的版块，并提供在线咨询服务，将典型问题以问答形式在官网发布，发布的动画类科普视频使普通消费者更容易理解专业知识，拉近了政府部门和普通消费者的距离，同时还链接其他机构网站中的食品安全信息页面，方便受众精准获取信息。

三、上海市食品安全风险交流工作机制及成效

（一）制定内部交流工作制度

根据《上海市食品安全条例》第十七条规定，"市食品药品监督管

理、质量技术监督、农业、卫生计生、出入境检验检疫等部门和食品安全风险评估专家委员会及其技术机构应当按照科学、客观、及时、公开的原则，组织食品生产经营者、食品检验机构、认证机构、有关行业组织、消费者权益保护委员会以及新闻媒体等，就食品安全风险评估信息和食品安全监督管理信息进行交流沟通"。《上海市食品安全风险研判及预警工作制度》制定并出台，旨在从风险研判的角度提出各参与主体主要是风险管理者和科研机构（如专家等）在风险研判机制上所应做的职责和义务。

（二）形成各方间的多向交流模式

上海市目前已基本建成以政府部门为主导、多方机构合作发声的多向交流模式，其他参与主体包括食品相关企业、公众、媒体（传统媒体和新媒体）、专家团体、第三方机构（社区、科研院校）等各方（表1）。可见，各参与主体实施风险交流的方式多样，且较具权威性并贴近消费者。其中上海市食品安全专家委员会涵盖了来自农业、食品、环境、医学、法律和新闻等跨专业跨领域的专家，为食品安全风险交流提供了专业知识保障。《食品与生活》杂志是上海市传统媒体中典型代表，多年从事于食品科学知识的传播。

表1　各参与主体信息交流的主要途径

参与主体	内　容	方式或途径	特　点
政府部门	监管信息发布、科普宣传、政策宣传贯彻	新媒体（微信、微博、抖音等） 传统媒体（政务网站、报纸、杂志、广播电视、广告等） 上海市食品安全网 上海市食品药品科普站 食品安全宣传周、食品安全"六进"① 等活动	具权威性、长期性

① "六进"指进学校、进社区、进农村、进企业、进单位、进机关。

（续表）

参与主体	内　容	方式或途径	特　点
食品安全相关科研机构（如食品安全联合会、陆伯勋中心等）	科普宣传、政策宣传贯彻、风险评估、课题研究等学术交流	新媒体（微信、抖音）自制宣传手册培训讲座、宣传周等	具权威性且贴近消费者
专家（上海市食品安全专家委员会、高校专家团队等）	科普宣传、政策宣传贯彻、课题研究、风险评估等	食品安全宣传周等活动学术讲座、电视节目等	具权威性且贴近消费者
社　区	健康膳食指南等	宣传手册、社区讲座等	具权威性且贴近消费者
媒　体	科普宣传、政策宣传贯彻	《食品与生活》杂志"名医话养生"节目微信公众号、微博、抖音等	专业、内容丰富、贴近消费者、互动性强
企　业	产品介绍、安全知识解读	企业开放日、食品安全宣传周等活动	内容聚焦、专业性强

内容来源：课题组整理。

（三）加大信息发布广度和力度

信息交流的主要内容包括信息发布、科普宣传、政策宣传贯彻、风险研判、培训等各方面。其中，以政府部门为主导，通过政府官方网站、微信公众号等途径发布监管信息，如抽检信息、行政许可信息、行政处罚信息、"黑名单"制度、消费提示或预警等。从表2中可见，信息发布内容从近年来呈现递增趋势，且公开频率不断增加，2015年每周公开一次。2013年至2020年，消费提示和科普常识的发布呈倍数增长，可从侧面反映出发布内容的丰富性不断提升。近两年随着抖音等不同类型新媒体工具的加入，新媒体发布数量呈现倍数增长。由此可见，在信息发布方面的力度逐年增加。

表 2　上海市食品安全风险交流信息发布近年来的数量变化

年份	监督抽检信息（期）	消费提示和科普常识（篇次）
2015	52	42
2016	50	18（春节期间）①
2017	50	45
2018	50	88
2019	51	202
2020	49	498

信息来源：2015—2020 年度《上海市食品安全状况报告》。

（四）打造多元场景科普项目

针对公众的科普宣传主要以食品药品安全科普站、"食品安全宣传周"系列活动、食品安全宣传"六进"、保健食品"五进"② 等形式开展。其中，科普站是上海市创设性的、具备长期性特点的交流平台。在全市范围内 16 个区都开设有科普站，大多建在社区街道或公园，少数也有与企业合作建立，推动食品安全知识的全民科普。部分科普站配置了食品安全快检站，定期向居民免费开放。同时徐汇区、宝山区、浦东新区、闵行区等区结合各自特色，延伸并拓宽科普项目，如开设科普讲座、科普电视节目，建设有科普宣传与辟谣平台、新媒体交流平台（微信公众号、抖音视频号等）、食品安全科普基地、体验馆和线上食品安全科普e 站等。对青少年人群，上海市 2021 年开设了第一家食品安全主题餐厅（即科普体验基地），以一些旋转猜题等游戏的展板方式进行互动体验；首个食品安全主题公园特别融入了带有拼音、儿童画作等元素的食品科普知识展板墙，增强趣味性。对白领人群，徐汇区已开设"徐汇食品科普e 站"，可通过微信公众号第一时间知晓最新食品安全辟谣信息、食品

---

① 当年仅公布了春节期间发布的消费提示。
② "五进"指进社区、进农村、进校园、进网络、进商超。

安全热点解读、专家咨询等一系列服务。对某一固定区域的人群，宝山区"社区通"利用智能技术开展"智慧风险交流"，覆盖全区50余万户家庭和400多个居委、100多个村，线上线下互动交流食品安全相关科普知识和工作动态，及时获取居（村）民对食品安全方面的意见和建议。

（五）拓宽新媒体交流平台

在本市2020年度市民满意度调查中，高达63.4%的市民是通过"微信"获取食品安全相关信息，其次是"电视或电台"（52.6%）和"报纸杂志"（23.6%）。《2019年中国网民新闻阅读习惯变化的量化研究》基于3万人的问卷调查也得出结论：新媒体已经成为我国公众获取新闻信息的主要渠道。可见，当下在公众的日常生活中，以微信、抖音等为代表的新媒体已成为了信息来源的重要主体和主要途径，公众的阅读习惯也随之趋向于快捷化、便于阅读的视频或图片。

目前本市食品安全信息交流渠道，除了官方网站、上海市食品安全网、投诉举报咨询热线、报纸电视、社区宣传栏、东方明珠移动电视等传统媒体平台而外，便是各类新媒体平台的广泛渗透。相关政府部门及科研机构等组织甚至个人，均开设有各自的微信、微博、抖音等新媒体账号。从相关微信排行榜平台可知，关于食品安全领域就有来自政府部门、科研高校、民间组织等不同类型账号，其中"上海市场监管"一周总阅读量达10万多，热度在食品安全领域中处于较高水平。

（六）食品安全风险交流成效提升

本市自2006年每年发布市民对食品安全的满意度和知晓度调查结果。从2011年起，市民知晓度基本达到80分以上；到2017年有显著增加，且在近5年内徘徊于85分左右，市民知晓度的稳步上升表明风险交流工作逐步开展取得初步成效，但仍有继续提升的空间。在2020年上海市中小学生知晓度调查中显示，42.6%的学生所在学校每学期有1—3次的食品安全教育活动。可见，作为食品安全风险交流的重要方面之一，

185

上海市中小学校食品安全宣传教育已具备定期性、持续性，对提升中小学生乃至整个社会的食品安全认知水平有正面促进作用。

参考文献：

［1］罗云波、陈思：《创新风险交流模式　提升食品安全社会治理效能》，《行政管理改革》2020年第10期。

［2］钟凯、韩蕃璠、姚魁等：《中国食品安全风险交流的现状、问题、挑战与对策》，《中国食品卫生杂志》2012年第24期。

［3］岳改玲：《欧洲食品安全局的风险交流机制及启示》，《新闻界》2013年第13期。

［4］许静、翁晓敏：《以策略传播推动食品安全风险交流》，《中国食品药品监管》2017年第12期。

［5］唐卫红：《基于消费者视角的食品安全风险交流研究》，《食品研究与开发》2016年第20期。

［6］李佳洁、任雅楠等：《食品安全风险交流的理论探索与实践应用综述》，《食品科学》2018年第13期。

［7］卫学莉、张帆：《日本食品安全规制的多中心治理研究》，《世界农业》2017年第2期。

［8］高秦伟、谢寄博：《论食品安全规制中的企业主体责任——以日韩食品安全监督员为例》，《科技与法律》2014年第1期。

［9］边红彪：《解读2014年日本进口食品监控检查指导计划》，《中国标准化》2014年第10期。

［10］钟沈军：《日本食品安全保障》，《农产品市场周刊》2007年第13期。

［11］黄亚静：《食品安全社会共治环境下的生产企业风险交流体系及策略分析》，《产业创新研究》2019年第10期。

［12］王静、王茗阅:《社区对食品安全风险交流的作用研究》,《安徽农学通报》2018年第24期。

［13］魏益民、郭波莉、魏帅:《技术专家在食品安全风险交流过程中的作用》,《中国食物与营养》2012年第10期。

［14］钟凯、韩蕃璠、郭丽霞:《食品安全风险交流中风险比较的应用及常见问题》,《中国食品卫生杂志》2013年第1期。

上海生物医药产业的创新竞争力：基于三大国际城市的比较

田　丰[1]　李　妤[2]　傅大煦[3]*

一、生物医药产业创新竞争力评估指标体系构建[①]

结合生物医药产业特性，构建生物医药产业理论层面的创新竞争力评价指标体系，并从数据可获取性角度出发，构建包括 2 个一级指标，5 个二级指标，4 个三级指标，18 个四级指标的国外生物医药产业创新竞争力评估指标体系。

表 1　国外生物医药产业创新竞争力评估指标体系

一级指标	二级指标	三级指标	四级指标
创新资源	人力资源		就业岗位（制药和生物技术）（人）
			上市企业平均从业人员（人）
	金融支持	社会资本	融资总额（亿美元）
			2019 年度 5 亿美元以上的并购交易事件总额（亿美元）
	创新主体	创新企业	美股上市企业数量（家）
			世界 500 强企业数量（家）
			上市企业平均营业收入（亿美元）
			上市企业平均研发投入（亿美元）
		医疗资源	全球临床试验机构 Top200（家）
		高校资源	世界前 200 名大学数量（家）

*　作者 1 系上海市生物医药产业促进中心高级工程师；作者 2 系上海市生物医药产业促进中心工程师；作者 3 系上海市生物医药技术研究院研究员。
①　指标体系的构建建立在大量的科学论证基础上，相关论证过程此处省略。

（续表）

一级指标	二级指标	三级指标	四级指标
创新成果	科研能力		PCT 发明专利申请数量（个）
			影响因子 Top20 期刊近五年发表论文数量（篇）
			全球科研技术转化实力 Top200
			全球科研机构 Top200
	创新产出		药物临床试验数量（个）
			2019 年 FDA 批准的新药数量（个）
			2019 年 FDA 批准的医疗器械数量（PMA）
			FDA 认证突破性疗法数量（个）

二、研究对象与研究方法

聚焦美国、欧洲等全球生物医药产业世界级集聚区，选取美国波士顿、美国圣地亚哥、以色列特拉维夫等区域进行对标。运用层次分析法和 PYTHON 相结合，计算权重，具体计算步骤如下：

建立层次结构模型。在深入分析实际问题的基础上，将有关的各个因素按照不同属性自上而下地分解成若干层次，同一层的诸因素从属于上一层的因素或对上层因素有影响，同时又支配下一层的因素或受到下层因素的影响。最上层为目标层，通常只有 1 个因素，最下层通常为方案或对象层，中间可以有一个或几个层次，通常为准则或指标层。当准则过多时（譬如多于 9 个）应进一步分解出子准则层。

构造成对比较阵。从层次结构模型的第 2 层开始，对于从属于（或影响）上一层每个因素的同一层诸因素，用成对比较法和 1—9 比较尺度构造成对比较阵，直到最下层。

计算权向量并做一致性检验。对于每一个成对比较阵计算最大特征根及对应特征向量，利用一致性指标、随机一致性指标和一致性比率做一致性检验。若检验通过，特征向量（归一化后）即为权向量，若不通过，需重新构造成对比较阵。

计算组合权向量并做组合一致性检验。计算最下层对目标的组合权向量，并根据公式做组合一致性检验，若检验通过，则可按照组合权向量表示的结果进行决策，否则需要重新考虑模型或重新构造那些一致性比率较大的成对比较阵。

上述的分析过程中，构造成对比较阵的过程中需要决策人依据经验确定各个因素的相对重要程度，决策人的经验在这个过程中发挥了重要的作用，对结果的影响比较大。为了摆脱人的经验偏差对结果产生的副作用，基于某个因素的重要性，和其对其他因素的影响程度具有正相关性的假设，在构造比较阵的过程中，做了如下的改进，步骤是：

一是计算各个因素的综合影响因子。考察每个待选项在各个因素上面的单项排名，取排名前一半的选项，不妨记因素 A 的单项排名前一半的选项集合为 S-A，则因素 A 对因素 B 的影响因子为 COUNT（S-A ∩ S-B）（两个集合取交集，再计数）记为 I（A，B）。定义 A 因素综合影响因子等于 A 对于其他所有因素的影响因子之和，即为 SUM（I（A，B），I（A，C），I（A，D），…），不妨记为 IX（A）。

二是构造成对比较阵。假设总选项数为 M。对于两个因素，不妨假设为 X 和 Y，位置分别为 x，y，成对比较阵记为 A。填写对比较阵的元素的方法如下：如果 IX（X）> IX（Y），A（x，y）= nM/I（X，Y）；如果 IX（X）= IX（Y），A（x，y）= 1；如果 IX（X）< IX（Y），A（x，y）= I（X，Y）/nM。（n 是一个差异系数，n ≥ 0.5；n 越大，因素之间的权重结果方差越大）。

三、上海生物医药产业的创新竞争力分析：对标三大国际城市

（一）创新资源竞争力分析

与三大国际城市对比，上海市创新资源竞争力综合排名第三，领先

于以色列特拉维夫，低于美国圣地亚哥和波士顿。其中，绝大部分细分指标排名第三或第四，仅在世界500强企业数量和顶级医疗机构数量上具备一定优势。

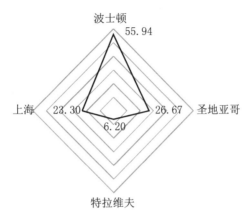

图1 上海市与对标国际城市创新资源竞争力对标分析

1. 人力资源竞争力

上海市人力资源竞争力综合排名第三，仅领先于特拉维夫（百人左右），略低于圣地亚哥，远低于波士顿。

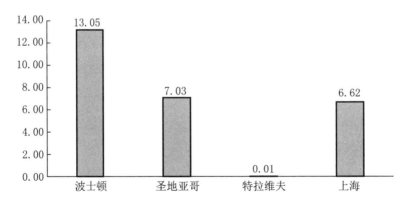

图2 上海市与对标国际城市人力资源对比

就业岗位方面，截至2019年底，上海在生物医药领域约有71000个就业岗位，排名第二，低于波士顿的90566人，略高于圣地亚哥的66567

191

人。美股上市企业从业人员方面，上海市美股上市企业平均就业人员数459人，低于波士顿和圣地亚哥。

2．金融支持竞争力

上海市金融支持竞争力综合排名第三，其中融资总额和2019年度5亿美元以上并购事件总额两项指标仅高于特拉维夫，国家基金扶持项目额度指标仅次于波士顿。

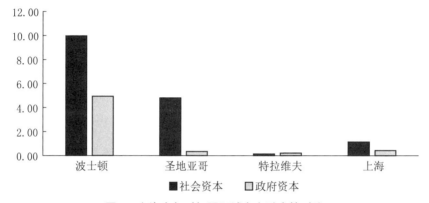

图3 上海市与对标国际城市金融支持对比

社会资本方面，截至2019年底，上海市融资总额达到117.02亿美元，排名第三，低于波士顿和圣地亚哥，并且上海市2019年未产生单笔并购额超过5亿美元的并购交易，在并购交易这项指标上仍落后于波士顿和圣地亚哥，资本活跃度需要进一步加强。政府资本方面，上海市2019年获得国家自然科学基金项目扶持总额1.6亿美元，高于圣地亚哥和特拉维夫获得的国家基金扶持金额，但是远低于波士顿获得的22.47亿美元。

3．创新主体竞争力

上海市创新主体综合指标排名第二，其中医疗资源和高校资源两项指标位居第二，仅次于波士顿，创新企业指标位居第三，高于特拉维夫。

创新企业方面，上海有上海医药1家企业入选2019年度世界500强，与波士顿持平，圣地亚哥和特拉维夫尚无医药企业入选世界500强。

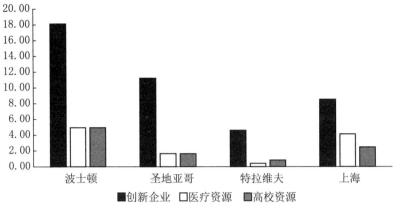

图 4 上海市与对标国际城市创新主体对比

此外，上海仅有天境生物和再鼎医药两家企业在美股上市，位居第四，2019 年两家企业总营业收入和研发投入分别为 0.17 亿美元和 2.63 亿美元，平均营收和平均研发投入分别为 0.09 亿美元和 1.32 亿美元，分别位居第三位和第二位。

医疗资源方面，上海有 9 家临床医院入选 Nature Index 评选的全球临床试验机构 Top200，领先于圣地亚哥的 3 家和特拉维夫的 0 家，低于波士顿的 11 家。

高校资源方面，上海市复旦大学与上海交通大学入选 2021 年度泰晤士世界大学 Top200，位居第二。波士顿有麻省理工、哈佛大学、波士顿大学、美国东北大学、塔夫兹大学 5 所学校入选，圣地亚哥只有加利福尼亚大学圣地亚哥分校入选，特拉维夫没有大学入选高等大学 Top200 排名。

（二）创新成果竞争力分析

根据指标体系统计分析，上海市创新成果竞争力位居第二，在对标国际城市中领先于特拉维夫和圣地亚哥，但与波士顿存在一定差距。其中各项细分指标均落后于波士顿，仅有药物临床试验数量与影响因子 Top20 期刊近五年发表论文数量两项指标大幅领先于圣地亚哥与特拉维夫，其余各

193

项指标与以上两个城市相近，但PCT[①]发明专利申请数量较低。

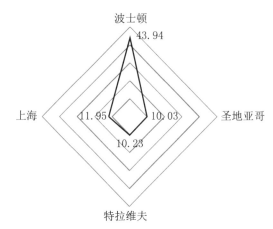

图5　上海市与对标国际城市创新成果竞争力对标分析

1. 科研能力竞争力

上海市科研能力竞争力综合排名第三，仅高于特拉维夫，略低于圣地亚哥，远低于波士顿。其中，影响因子Top20期刊近五年发表论文数量有331篇，大幅领先于圣地亚哥和特拉维夫，低于波士顿，但PCT发

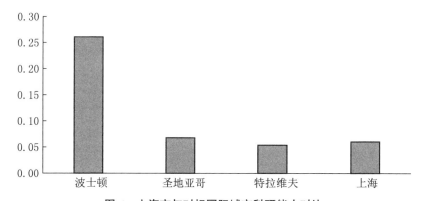

图6　上海市与对标国际城市科研能力对比

① PCT指专利合作条约，是继保护工业产权巴黎公约之后专利领域的最重要国际条约。

明专利申请数量仅有 512 个，远低于几个对标国际城市；全球科研技术转化实力 Top200 和全球科研机构 Top200 两项指标分别为 2 家和 3 家，与圣地亚哥、特拉维夫相近，低于波士顿。

2．创新产出竞争力

从创新成果指标看，上海市创新成果竞争力综合排名第二，高于特拉维夫和圣地亚哥，低于波士顿。其中，各项细分指标均低于波士顿，截至 2020 年 8 月底，登记在 ClinicalTrials.gov 的药物临床试验数量有 2700 个，大幅领先于圣地亚哥和特拉维夫；除此以外，2019 年美国食品药品管理局（FDA）批准的新药数量与医疗器械数量均为 0 个，药品方面仅有波士顿和特拉维夫各有一个新药获批，器械方面波士顿共有 4 个医疗器械获批，上海市 FDA 认证突破性疗法数量（2013—2020 年）仍为 0 个，低于波士顿的 17 个和圣地亚哥的 2 个。

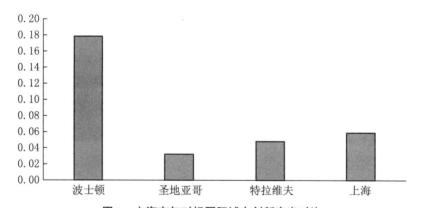

图 7　上海市与对标国际城市创新产出对比

（三）综合竞争力分析

根据指标体系统计分析，与三大国际城市相比，上海市生物医药产业综合竞争力排名第二。从整体评价指标来看，波士顿评价指数远高于上海、圣地亚哥与特拉维夫三个城市，列为第一阵营；上海、圣地亚哥与特拉维夫与波士顿有一定差距，处于第二阵营，其中上海市与圣地亚哥评价指数相近，高于特拉维夫。

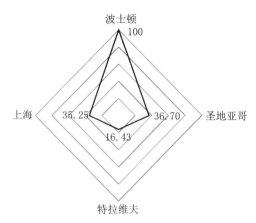

图8 上海市与对标国际城市综合竞争力对标分析

从一级指标看，无论是创新资源还是创新成果，波士顿均大幅领先于其他几个城市，上海市在创新资源指标上略微落后于圣地亚哥，但对特拉维夫具有竞争优势，而创新成果指标上海市略高于圣地亚哥与特拉维夫，但差距不大。从二级指标看，波士顿对其他三个对标城市仍具有绝对的领先优势，上海市各项指标均处于中游，在创新主体和创新产出两项指标上对比圣地亚哥与特拉维夫有些许领先，但在金融支持上稍显薄弱，因此如果上海市要赶超波士顿，并拉大与圣地亚哥和特拉维夫的差距，需要充分吸取几个城市的优秀经验，在产业经济、资本投入、人才投入、科研水平等各个方面持续发力。

表2 上海市国外生物医药产业创新竞争力对标体系分析表

一级指标	二级指标	权重	波士顿	圣地亚哥	特拉维夫	上海
创新资源	人力资源	13.05%	13.05	7.03	0.01	6.62
	金融支持	14.91%	14.91	5.15	0.36	1.58
	创新主体	27.98%	27.98	14.49	5.83	15.10
	小计	55.94%	55.94	26.67	6.20	23.30
创新成果	科研能力	26.09%	26.09	6.80	5.41	6.06
	创新产出	17.84%	17.84	3.23	4.82	5.89
	小计	43.94%	43.94	10.03	10.23	11.95
	总计	100%	100	36.7	16.43	35.25

四、生物医药产业发展的问题诊断与结论

通过对标波士顿、圣地亚哥、特拉维夫三大国际城市，深入剖析上海生物医药产业创新发展的问题，初步得出以下诊断结论。

在创新要素层面：创新人才支撑不足，上海市目前拥有天境生物和再鼎医药两家美股上市企业，两家企业平均从业人员 459 人，上市企业和从业人员数量均与国外城市存在较大差距。创新资本支撑力度不足，相较国际城市，社会资本不够活跃。截至 2019 年底上海生物医药产业发生融资事件累计金额 117 亿美元，远低于波士顿地区的 402 亿美元和圣地亚哥的 191 亿美元，2019 年上海无 5 亿美元以上并购事件，而波士顿和圣地亚哥 5 亿美元以上并购金额共计高达 31 亿美元和 19 亿美元。

在产业集聚层面：产业规模效益有待提升，龙头企业竞争优势不强。远少于波士顿、圣地亚哥等美国城市，少于以色列特拉维夫，也低于波士顿、圣地亚哥和特拉维夫的美股企业。同时，天境生物和再鼎医药两家美股上市企业当前还处于商业化起步阶段，盈利能力较弱，2019 年平均营业收入 850 万美元，仅高于特拉维夫 4 家美股企业的 175 万美元。

在创新能力层面：优质企业研发投入不足。张江高科技园区内生物医药上市企业的研发投入虽增长迅速，但仅占企业主营营业收入的 1.7%，与国际顶尖生物医药企业差距较大。高校院所科研能力及影响力有较大提升空间。国际影响力层面，高校院所尚未获得诺贝尔生理学或医学奖、拉斯克医学奖等国际奖项，2019 年由高校院所参与主办或支持的国际学术会议仅 1 场。同时相比波士顿，在影响因子 Top20 期刊上发表的论文数量差距较大。研发质效有待提升。与国际领先企业相比，生物医药领域的企业在生物医药前沿领域技术及产品开发等方面还存在差距，同类型的抗肿瘤新药，国际原研新药已经上市或处于 III 期临床，本土企业研

发药物还处于 I/II 期临床；国内多数 III 期临床试验及以后阶段主要是复制国外已经完成的试验设计，并且高度依赖于国外的早期研发成果，而真正体现科研精神、反映研发实力的 I、II 期临床试验和动物试验，在上海却鲜有开展。全球化科研能力和产出能力不足。一是国际化专利布局能力相对较低。截至 2019 年底上海生物医药产业共有 PCT 专利申请数量 512 个，与波士顿等国际先进地区相比，差距较大。二是全球科研技术转化实力有待提升。上海共有复旦大学和上海交大两所高校入选基于 Lens Index 指数的 2019 年度全球科研技术转化实力 Top200 榜单，而波士顿和圣地亚哥分别有 8 家和 3 家机构入选。三是全球化创新成果相对缺乏。上海当前并无产品获得美国 FDA "突破性疗法" 的认证，2019 年也无 FDA 批准的新药和医疗器械，而波士顿地区已有 17 个 FDA 认证的突破性疗法，仅 2019 年就有 4 个医疗器械产品通过 FDA 的医疗器械上市前审批。

参考文献：

［1］吴艳、贺正楚：《战略性新兴产业典型国家的产业发展对比研究》，《经济数学》2017 年第 3 期。

［2］黄晓茜：《新加坡生物医药产业竞争力：基于"钻石模型"的分析》，《东南亚纵横》2011 年第 2 期。

［3］朱镭镭、冯国忠：《我国生物制药产业竞争力分析》，《中国医药技术经济与管理》2012 年第 2 期。

［4］孔伟：《基于钻石模型的我国医药产业竞争力研究》，黑龙江大学 2012 年硕士学位论文。

［5］张伶俐：《我国生物医药产业国际竞争力对策研究》，安徽大学 2013 年硕士学位论文。

［6］马晓彬、洪亮：《我国生物医药产业竞争力形成机理与指标体系

构建》,《现代商贸工业》2015 年第 27 期。

[7] 柳婷、罗睿:《提升我国生物医药产业国际竞争力策略研究》,《消费导刊》2017 年第 3 期。

[8] 柳婷婷、缪宝迎、向星萍等:《南通市生物医药产业发展概况及对策》,《中国药业》2019 年第 7 期。

上海医疗器械产业链
创新链协同发展研究

杨依晗　胡　骏　张培茗　王晓瑜 *

"产业基础高级化、产业链现代化水平明显提高"是我国"十四五"时期经济社会发展"新"目标之一。"增强产业链供应链自主可控能力"也是中央经济工作会议为2021年的重点工作部署的八大任务之一。从产业经济学理论角度来看，产业链与创新链有效协同是推动战略性新兴产业高质量发展的关键。上海医疗器械产业的产业规模、发展速度和创新能力均位于全国第一梯队。本研究拟在分析产业链与创新链协同机制及模式的基础上，对上海医疗器械产业的发展现状进行分析研究，对于实现医疗器械产业高质量发展提出对策与建议。

一、产业链与创新链的概念和协同机制

由于现代产业分工已高度专业化和精细化，产业链创新链不同环节市场主体不同，以及信息不对称或市场目标取向不一致等因素，产业链和创新链的有效协同并非必然发生。产业链与创新链有效协同，需要具备必要的信息沟通渠道和利益分享机制，以及有利于双链协同的外部环境。

---

* 作者系上海市药品和医疗器械不良反应监测中心、上海健康医学院研究人员。

（一）产业链和创新链的概念与比较

产业链是围绕特定产品或服务所开展的一系列生产活动或服务活动的链条。产业链本质上是社会化分工带来的必然结果，技术进步尤其是信息技术和交通技术的进步，使得产业链覆盖全球成为可能。创新链是多个创新主体为了达到统一的创新目标，在核心主体的带动下，通过分工协作、优势互补以实现知识的经济化和创新系统优化目标的完整流程链条。在创新链的视野里，任何创新主体都不是孤立封闭的，都存在上下游的联系，个体创新力越来越依赖于整个链条的创新力。

与产业链相比，创新链的主要特点有：1. 复杂的链式结构，一般存在循环结构或复杂交错的网络；2. 包括多个环节，在产业链的大部分环节可以纳入创新链；3. 涉及多个主体，创新的主体除了企业，还有高校、科研机构、科技中介等，在医疗器械领域，医疗机构的创新作用不容忽视；4. 最终目标是实现知识、技术等成功转化，实现各创新主体期望收益目标。

表1　产业链和创新链的比较

	产业链	创新链
结构	垂直链式结构 （上游、中游、下游）	复杂的链式结构 （循环创新链式、复杂网络）
环节	原材料加工、分段生产、组装、营销	知识来源、理论研究、中试、新产品开发、试生产
主体	不同环节的企业主体	企业、医疗机构、高校、科研机构、科技中介等
目标	实现原材料到产品成品的生产上市	实现知识、技术等成功转化，实现各创新主体期望收益目标
考核指标	产品数	创新数
演进动力机制	市场需求、自身利益、市场竞争压力、政府环境	研发投入水平、研发人员投入、吸收能力、未来技术储备
趋势	跨界网络化、产业组织平台化、产业集聚生态化	封闭式创新—开放式创新—协同创新

数据来源：课题组整理。

（二）医疗器械产业链创新链协同模型

随着产业分工的模块化和精细化不断加深，产业创新发展的动力源不再被大企业主导的封闭式创新所垄断，新兴领军企业或中小企业主导的开放式、颠覆式创新将发挥更加重要的作用。协同创新、共享创新成果的模式越来越被更多的创新相关单位所接受。产业链和创新链集成，是二者相互协同、相互促进的必然结果。产业链和创新链，通过技术和市场的反馈实现二者耦合，有效提升产业整体创新能力，促进产业发展。产品从开始研发、形成专利、获批上市、进行销售，以及最后再进行下一轮研发投入，是一个创新链到产业链的闭环。结合医疗器械产业的特点，选取产品数（N）、创新数（I）、销售量（M）、研发投入（R）作为主要指标，构建医疗器械领域的产业链创新链协同模型（图1）。

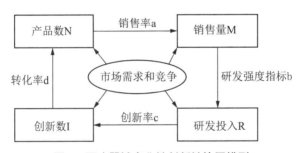

图1　医疗器械产业链创新链协同模型

产品数（N）为每年医疗器械产品备案数和首次注册批准数之和；销售量（M）为医疗器械新产品销售收入；研发投入（R）为医疗器械研究与试验发展经费支出；创新数（I）为医疗器械新增的有效发明专利数。转化率（d）和销售率（a）取决于医疗器械产品整体的技术成熟度发展速度。实际中的单个产品的转化率在1—5年不等。销售率是考虑产品获得上市许可到被市场逐步接受的过程，在过程中技术不断成熟。因此，市场的需求和竞争，对医疗器械产业创新链的运转有重要影响。市场的需求和竞争，主要体现为医保定价和准入、集采政策导向、医疗机构的临床认可程度、国产替代政策实施情况等。

二、上海医疗器械产业发展现状与趋势

医疗器械是多学科交叉、知识密集、资金密集型高技术产业，具有发展迅速、技术含量较高、研发周期较短、外资和民营资本集中等特点，是充满创新活力和发展潜力的新兴产业。近年来，上海医疗器械产业保持了快速、健康发展势头，成为上海创新驱动发展、经济转型升级的重要力量。上海医疗器械产业的产业规模、发展速度和创新能力均位于全国第一梯队。

（一）产业增速明显放缓，利润处于较高水平

2020 年，受新冠疫情影响，上海医疗器械工业规模增速明显放缓。按照全产业口径①，2020 年上海医疗器械工业总产值为 435.94 亿元，同比增长 2.1%，增速是 5 年来最低水平，5 年复合增长率 12.8%；工业销售产值为 420.13 亿元，同比增长 6.3%，增速也是 5 年最低水平（图 2）。根据统计局数据，利润水平已处在高位，达到主营业务的 17.2%。

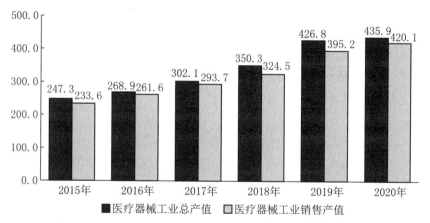

图 2　2015—2020 年上海市医疗器械生产企业经济数据（亿元）

数据来源：上海市医疗器械企业信息监管平台，上海医疗器械产业应用数据。

---

① 2020 年共计有 943 家上海医疗器械生产企业提交了数据，占本年度医疗器械生产企业总数的 97.9%。

（二）第二类产品生产企业逐年减少，新产品快速增长

上海市医疗器械生产企业以生产第二类医疗器械产品为主。2020年上海市963家医疗器械生产企业中，47.0%的企业可生产第二类医疗器械（图3）。但是，2020年上海第二类医疗器械企业净减少44家。从产品注册数据分析，2020年上海首次注册的第二类医疗器械为295个，同比增长了76.6%，全国的相关数据同比增长132%，去除应急审批项目影响后同比增长45.4%[①]。因此，对比全国数据，上海的第二类医疗器械新产品保持较快速的增长。

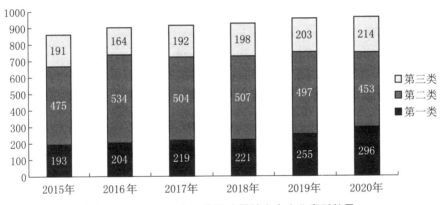

图3　2015—2020年上海医疗器械生产企业类别数量

数据来源：上海市药品监督管理局年报。

（三）创新优势明显，创新成果位居全国第二

近年来进入创新医疗器械特别审批通道的上海企业产品累计49个，约占全国总量的18%。2020年新增4个产品进入"创新通道"（图4）。从产品上市的角度来看，从2014年至2020年，国家药监局共批准99个创新医疗器械，其中共有19个来自上海企业的创新医疗器械产品获批上市，位居全国第二。

---

① 数据来源：《2020年度医疗器械注册工作报告》。

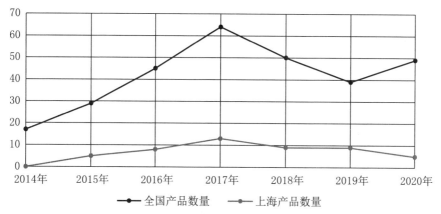

图 4 **2014—2020 年进入创新医疗器械特别审批通道 / 审查程序的产品情况**

数据来源：国家药监局（注：仅统计国产产品）。

（四）研发投入增加，研发强度仍显不足

新产品研发（R&D）经费支出是创新投入的重要指标。在医疗器械产业研发重要性日益提升的背景下，医疗器械企业纷纷增加企业内部的研发投入，以提升企业医疗器械产品的市场占有率。从历年数据来看，近年来，上海医疗器械研发情况呈如下特点：一是研发经费支出呈增长趋势，2019 年为 19.60 亿元，同比增长 17.37%；二是研发强度① 不断提升，2019 年为 3.05%，但依然处于较低水平，低于全国水平（3.31%）与东部地区平均水平（3.60%）。

表 2 **2013—2019 年上海医疗设备及仪器仪表制造业研发投入**

年份	研发经费支出（亿元）	主营业务收入（亿元）	研发强度（%）
2013 年	13.96	431.38	3.24
2014 年	13.26	436.20	3.04
2015 年	16.77	452.00	3.71
2016 年	12.82	489.63	2.62

① 研发强度为研发投入占主营业务收入比重。

年份	研发经费支出（亿元）	主营业务收入（亿元）	研发强度（%）
2017 年	12.61	559.81	2.25
2018 年	16.70	622	2.68
2019 年	19.60	643	3.05

数据来源：中国高科技统计年鉴。

三、上海医疗器械产业链创新链面临的问题

（一）产业链创新链主体分离

产业链的主体是从事生产和市场推广活动的公司，大企业主要从事产业化及市场开发。2017 年，全球排名前 20 位的医疗器械跨国企业占据了全球医疗器械市场的 45%。上海集聚了全球排名前列的医疗器械企业总部、研发和生产基地。另一方面，创新链的主体是从事创新活动的机构，主要是中小企业和科研院所，最终通过向大企业转让技术或被大企业兼并得到发展。上海医疗器械企业以中小企业为主，78.6% 的企业为规模以下企业。产业链创新链主体分离加剧是科学技术发展和产业升级的必然趋势，需要信息纽带作用促进两者协同。

（二）创新激励政策有效性有待提升

近几年医疗机构的创新成果研制和转化情况低于预期，主要与现有激励政策未能有效调动人员积极性有关。比如：基于《关于进一步深化科技体制机制改革增强科技创新中心策源能力的意见》（沪委办发〔2019〕78 号，又称"科创 25 条"），科研人员可以停薪留职 3 年创业，但这在各家医院几乎无法实现。另一方面，尽管医疗机构已制定与职称评聘挂钩的鼓励技术临床转化政策，政策效果还有待检验。

（三）创新成果转化效率不高

临床试验样本不足、注册检验和审评审批时间长等是成果转化的重

要影响因素之一。对于采用盲法与对照设计临床试验的第三类医疗器械，如：人工髋、膝关节产品，由于病例来源较少，费用高，很难设立对照组。在注册检验方面，上海市医疗器械检测院作为上海唯一一家国家级医疗器械检测单位，其检验任务量以年均 7% 的速度在递增，检测承载量已经无法与高速发展的产业相匹配。影像类设备、有源植入物设备等多个领域集中出现了检测需求激增的问题，检测超期现象不同程度的存在，影响企业产品的上市进度。

（四）产业上市转化阻力大

一方面，进口产品多年来占市场垄断地位，已形成进入壁垒。上海是进口医疗器械较早进入且竞争激烈的市场，优质的医疗资源与最先进的医疗器械产品紧密结合，更易于上海医疗界与国际交流、接轨。另一方面，医保准入审评时间较长。医疗器械产品取得上市许可后，要进入临床使用或医保支付范畴仍然需要再次评审，一定程度上延缓了医疗器械临床价值最优化。

四、上海医疗器械产业发展的对策与建议

对照医疗器械产业链创新链协同模型，产业链与创新链协同创新的关键因素是市场需求与市场竞争，因此产业链创新链协同的主体在于企业本身。同时，为补充市场调节失灵、发挥本土企业后发优势，政府部门在产业链创新链协同中发挥积极作用的思路是：一是补充企业创新投入的不足，即增加来自政府的研发投入 R；二是促进创新产品的转化，即提升转化率 d，加快创新数 I 向产品数 N 的转化；三是促进新产品的应用，即提升销售率 a，加快产品数 N 向销售量 M 的转化；四是通过价格机制引导，保证销售量 M 持续扩大；五是协调市场需求和竞争，使产业协调发展，提高资源配置效率。

（一）药监卫生医保联动，推进创新产品使用

产品获得上市审批后离销售依然有"最后一公里"，这是上海医疗器械提升产业链创新链协同水平、实现高质量发展的关键。产品不能较快上市，就不能发挥我们中国"最大单一消费市场"的实力和地位。建议完善药监、卫生和医保部门的联动机制，进一步提升医保评审效率，通过卫生技术评估（HTA）等综合评价方法，加速将真正有价值的创新产品应用于临床，让患者尽早受益的同时及时反哺创新。

（二）加大政府对医疗器械创新的资金投入

在医疗器械国家和各地方几轮集中采购背景下，中标企业的产品利润大幅压缩。集采以后利润的降低，对于绝大多数未完成全球市场布局的本土医疗器械企业的创新投入会带来一定影响。建议中央和地方各级政府加大对医疗器械创新相关基础研究的投入，支持本土企业的产品持续创新。

（三）发挥集群研发合力，提升研发能级

一是发挥科研机构研发优势。发挥重点区域已有的创新服务工作站等信息交流平台作用，提高企业和科研机构匹配效率，鼓励大中小企业联合科研院所共同组建先进制造业创新联合体，发挥集群研发合力。二是发挥专用集成电路、区块链等信息技术开发能力优势，与医疗器械的开发有机融合，提升集成攻关能级。

（四）促进转化医学发展，提高检验审评效能

大部分医疗器械都在临床使用，临床是医疗器械的终端，同时也是医疗器械的始端。2020年，上海首创建立了"市级医院医企协同演进创新平台（HI-CLIP）——临床试验加速器"，提升产医融合质量效率，进一步升级本市临床机构和医疗器械互动机制，相互促进、共同提高、实现共赢。同时，加快落实专业化的第三方检测、注册服务、质量管理体系服务、政策咨询等医疗器械产业服务类机构发展，结合《医疗器械审

评审批提质增效扩能行动方案（2021—2022 年）》，进一步提高产品审评审批效能，加速新产品上市。

（五）加强创新服务，完善创新生态系统

在科技创新、高端产业集聚发展上，单靠单项机制政策的突破，所能起到的作用是有限的。真正独特和难以复制的应该是创新生态系统。最适宜在上海发展的产品是技术含量较高、利润率较高、生产场地面积需求不大，但是对高端人才需求强烈的产品。上海在长三角一体化发展中发挥创新策源作用，应持续完善适于企业创新发展的环境，这既包括吸引以高端人才为主的创新要素，鼓励各创新支持机构（政府、金融机构、行业协会、中介机构）等发挥作用，也涉及所有相关政府部门行政规范化水平。同时支持龙头企业打造开放式产业创新平台，为中小企业提供前沿技术标准、上游产品供给、下游产品需求、产品质量及管理流程等信息支持。

本研究为上海市药品监督管理局 2021 年专项课题（ZX-2021-04）节选。

参考文献：

[1] 王本力、张镇：《我国生物医用材料产业现状、机遇和新模式》，《新材料产业》2019 年第 12 期。

[2] 刘思伟、徐素梅、贺川：《基于创新链的复杂系统创新与应用》，冶金工业出版社 2018 年版。

[3] 李玉琼、方鹏、邓宝贵、李杨：《基于系统动力学产业链、创新链协同演进机制研究》，《价值工程》2015 年第 21 期。

[4] 周学良、刘鹏、于志鹏、何悦琦、单博：《浅谈新冠疫情下我国呼吸机发展现状》，《中国仪器仪表》2021 年第 8 期。

［5］杨依晗、胡骏：《2020年上海市医疗器械行业发展现状与展望》，《中国医疗器械行业发展报告（2021）》，社会科学文献出版社2021年版。

［6］熊伟、陈新华、许丹霞等：《医疗器械的研发和转化思考》，《医疗装备》2021年第1期。

化妆品购买的消费者决策风格对美丽健康产业发展的启示

宋思根[1]　杨绎雯[2]*

研究背景

美丽健康产业是中国的朝阳产业。近年来，全球美丽健康产业市场呈现出快速增长态势，市场创新驱动特征明显，产业发展动能充足，年增长率高达 20%—25%，是世界经济年均增长率的 10 倍。在发达国家，美丽健康产业增加值占 GDP 比重已超过 15%，而我国仅为 4%—5%，有很大提升空间。2016 年，国务院发布《"健康中国" 2030 规划纲要》提出 "健康中国" 战略，促进健康产业繁荣发展、推进健康中国建设，到 2030 年健康产业总规模达到 16 万亿元人民币。2008—2018 年我国颜值经济行业年复合增长 9.1%（钟烨晨，2019），2019 年同比增长达 12.6%（张明慧，2020），均大幅高于 GDP 增速。2020 年，新冠肺炎疫情暴发，全球经济发展受阻，我国消费市场出现疲软，化妆品因其兼顾消费品及健康产品属性，表现出了行业的发展韧性。根据国家统计局数据显示，2020 年，我国社会消费品零售总额 391981 亿元，同比下降 3.9%，化妆品类零售总额 3400 亿元，同比增长 9.5%。亮眼的成绩反映出的是我国社

* 作者 1 系上海应用技术大学经济与管理学院教授；作者 2 系上海市药品和医疗器械不良反应监测中心研究人员。

会现阶段的主要矛盾已经转化为人民日益增长的美好生活需要和不平衡不充分的发展之间的矛盾，扩大内需也成为"十四五"期间经济工作的战略基点，这为美丽健康产业的消费升级带来重要的历史机遇。

在此背景下，国产化妆品品牌正在崛起，新的市场平衡正处于形成的关键阶段。国产化妆品已占56%的市场份额，42%的消费者更愿意选择国产化妆品牌，90%的消费者表示未来会再次购买国产化妆品（刘天放，2020），而且深受海外消费者的欢迎（林雨，2021）。这显示国产化妆品品牌具有良好的发展基础，但也毋庸讳言，进口化妆品品牌仍牢牢盘踞在高端市场。如何提升国产化妆品的市场竞争力，深刻理解消费者需求及行为可能是国内化妆品品牌真正崛起的必由之路，也是推进我国美丽健康产业高质量发展的基础之一。

一、化妆品消费行为的文献述评

（一）需求趋势

纵观文献，化妆品消费行为文献较少，但需求趋势相对明显。颜值经济行业是一个富有持续增长动力、能实现跨越周期增长的行业，具备长期价值投资的机会（钟烨晨，2019；吴劲草，2020）。张明慧（2020）认为未来3—5年中国化妆品行业有三个趋势，即品质大过天，成分党大行其道；渠道分流趋势更加明显，积极应对拥抱；消费者需求更加多样化，国产化妆品品牌应在产品研发品质提升、渠道变化、消费者研究的三个关键点上迎头赶上，在与外资品牌的竞争中突出重围。可见，化妆品行业发展长期向好，作为市场主体，企业如何运用现代消费者行为理论指导化妆品产品研发、品牌建设和市场营销是一个非常具有挑战性的话题。

（二）购买动机

在化妆品行业，生活型美容产品占据主要地位，更广泛地可以包括医疗型美容、健体塑形、服饰产品。本文主要指化妆品，即《化妆品监督管理条例》规定的"以涂擦、喷洒或者其他类似方法，施用于皮肤、毛发、指甲、口唇等人体表面，以清洁、保护、美化、修饰为目的的日用化学工业产品"。可见，化妆品本来是改善外观，清洁、保护皮肤为目的，但在发展过程中化妆这个行为逐渐产生了四种不同动机。

第一，人类繁衍和生成的遗存。神经美学研究一致表明有吸引力的脸会点亮大脑中多巴胺导向的奖励机制（Wald，2015）。高颜值被进化性地认为是良好的基因和健康状态的指征，面孔吸引力是因面孔而诱发他人产生的一种积极性、愉悦性的情绪体验，并可能产生一定程度的接近意愿。

第二，自我悦纳。即化妆可以提升自己的情绪体验，愉悦自我。2018年《天猫 38 女王节女性消费报告》认为，女性正从繁重的家庭劳动中解放出来，变得自尊、自信、自我悦纳。化妆品消费者的自我概念是多维结构，家庭自我和物质自我是最重要的两个维度（裴淑媛、罗永泰，2014）。

第三，文化规训。由于中国传统文化对男性化妆的偏见，而要求"女为悦己者容"，导致女性一直是化妆品消费的主力军。在男权制文化制度下，女性的身材、长相、精神等备受关注，并专门制定所谓的女性标准，只有达到这种标准要求，才会受到社会认可（郑碧强，2009）。健身市场上女性消费只追求以瘦为美，其社会根源来自男性对女性审美标准（王爱民等，2012）。

第四，认同需要。也称"美貌溢价"和"丑陋罚金"。由于文化规训的强大影响，女性更多采用化妆来改变外部形象，获取社会认同。支持的证据有：颜值影响劳动者的社交、自信心和职业选择，进而影响收入（王善高等，2018）；高颜值可以通过提高个人获取高收入职业的机会和晋升到管理层的机会促进个人收入增长（管永昊等，2019）。不支持的证据有：颜值和认知能力对财经类硕士毕业生的就业机会影响并不显著（谭远发、付晓珊，2018）。部分支持的研究有：男性相貌显著影响其工资性收入，女性相貌对其收入影响并不显著，受教育水平低的群体相貌显著影响工资性收入，但对受教育水平高的群体无显著影响（王询等，2018）；颜值越高的男性具有更好的就业素质和享有更多的社会资本，从而增加了他们的就业机会，但这两种机制对女性并不适用（王慕文、卢二坡，2018）。

（三）购买行为

专门针对化妆品购买行为的研究鲜有报道，更多研究是以化妆品购买为研究消费者行为的理论问题。例如，中国女性化妆品品牌决策影响因素主要包括消费者心理因素、约束条件与使用环境因素、产品类别因素、产品特征因素和企业行为因素；品牌保留者转换行为主要受消费者心理、产品特征的影响，满意转换者主要受约束条件和使用环境、消费者心理的影响，而不满意转换者主要受产品特征、企业行为的影响（江晓东等，2009）。化妆品品牌形象各维度对顾客感知价值影响存在着显著的性别差异（郝俊峰等，2011）。"老字号"国货化妆品品牌新形象的营造要实现求"真"、至"善"、尽"美"完满的统一（陈绘、濮媛，2014）。化妆品消费前品牌接触点广告、促销分别对顾客感知价值产生影响，也共同对顾客感知价值产生影响。消费期间的四个品牌接触点促销、产品、服务和价格各自对客户感知价值的影响，进而影响品牌忠诚（欧霞、陆定光，2016），绿色化妆品品牌真实性感知的四个维度中，诚信、绿色属性和质量承诺三个维度对购买意愿有直接作用（陈伟军、孙习祥，2017）。

综上所述，研究成果多关注化妆品行业的发展情况，微观研究以化妆行为的社会效应为主，极少量涉及化妆品购买的影响因素，但均没有研究消费者购买决策行为对化妆品产业推进的影响，研究成果也难以反馈化妆品产品研发的观念、技术和产品创新以及品牌建设的思考、方向和路径，导致产品开发环节更多关注功效和技术指标，而未能从消费者购买的角度全面考虑化妆品产品属性，结合自身优势寻找差异化的市场价值诉求，并为这种价值诉求提供实实在在的产品证据和一体化的营销方案，致使我国国产化妆品品牌形象固化抑或是"昙花一现"，短暂火爆之后便销声匿迹，极大地造成了我国美丽健康产业的发展困境。

二、研究问题

2020 年"香山会议"提到前沿技术与现代化妆品产业的对接是推动皮肤健康产业发展的动力，所有化妆品技术创新和产品研发都是服务于消费者需求，因此消费者需求应该是产品研发的逻辑起点。试想，如果两位顾客对两个化妆品品牌的相同品类评价基本相似，他们购买决策的结果会相同吗？不一定。究其原因，更可能是人与人的不同造成的，有些顾客看重品牌，有些可能看重功效或者使用感受。所谓"萝卜白菜，各有所爱"。这就是消费者购买决策风格对购买行为的影响。决策风格是以消费者选择商品或服务的方法为特征的心理定位（Sproles and Kendall，1986）。其具有三个特征：其一，对个体消费者来说，消费者决策风格是消费者在选购商品或服务时的一种习惯性思维方式或心理定势，它在消费者做出购买决策时具有消费者不能意识到的心理强制作用，这种心理强制作用会在根本上支配消费者的购买行为；其二，从本质上说，消费者决策风格反映了消费者购买商品或服务时的决策心理类型，不同决策心理类型的消费者呈现出可以相互区分的消费者行为特征，这些行为特征就成为市场细分标准；其三，消费者决策风格是一种相对持久的消费者个性，很大程度上受消费者所处的文化和消费者个人导向的制约。

一般而言，消费者决策风格有八种类型，包括购买和逛街。本文只讨论购物，且所购产品仅指向化妆品。考虑到已有学者将决策风格运用到具体产品购买决策讨论之中，如服装（Mattos et al.，2015）、家用电器（Ali et al.，2020）等，说明本文针对化妆品购买决策风格的研究是可行的。除了逛街外，消费者决策风格尚有七种类型，均得到跨文化有效性的验证。它们分别是：（1）完美主义型。消费者试图寻找最好质量的产品，他们可能是十分谨慎的、全面的或细致比较的购物者，他们对消费品有很高的标准和期望，对产品的品质和功能十分关心；（2）品牌认知型。消费者易于购买昂贵的著名的品牌，并将价格作为质量的指示器；（3）经济实惠型。消费者常常仔细寻找低价商品和打折商品，这类消费者追求低价和物超所值，并可能成为在不同商店和品牌之间进行细致比较的购物者；（4）新潮时尚型。消费者对新产品或新鲜事物感兴趣，购物粗心、冲动，对价格不敏感，并十分关注消费的新时尚和新潮流；（5）困惑不决型。消费者对可获得的不同产品信息、品牌和质量感到困惑，或者感觉所有商店大同小异，同类产品品牌十分相似从而产生购买决策困难，外界因素对其购买决策的影响较大；（6）冲动购买型。消费者对购物没有计划，也不关心花费的大小和产品的性价比；（7）忠诚习惯型。消费者有一些喜欢的购物渠道和品牌，并常常光顾和使用它们，它包括"渠道忠诚型"和"品牌忠诚型"两种亚型。

由此，本文的研究问题可以表述为：第一，就化妆品购买而言，消费者决策风格有哪些类型？第二，每一种决策风格的市场画像是什么？第三，消费者决策风格及其市场画像对美丽健康产业发展有什么启发意义。

三、调查结果

（一）样本特征

问卷主要依据斯普罗尔斯和肯德尔（Sproles and Kendall，1986）开发的量表为基础，根据中国消费者研究结果进行适当修改，共包含上述7个类型20个问项。大规模调查完成委托第三方专业调查公司于2021年10月14—21日完成，共获得有效问卷1037份，调查要求受访者均有化妆品使用经验。受访者来自全国除台湾、西藏之外的各省、市、自治区，样本特征如表1所示。

表1　样本特征

人口特征		人数	占比（%）	人口特征		人数	占比（%）
性别	女	738	71.2	职业	机关、事业单位职工	114	11.0
	男	299	28.8		企业职工	740	71.4
年龄[a]	18 岁以下	6	0.6		学生[c]	87	8.4
	19—25 岁	177	17.1		自由职业	58	5.6
	26—35 岁	691	66.6		其他	38	3.7
	36—45 岁	129	12.4	职级	单位高层员工	84	8.1
	46—55 岁	31	3.0		单位中层员工	506	48.8
月收入	3000 元以下	93	9.0		单位基层员工	447	43.1
	3001—4500 元	110	10.6	单位规模	100 人以下	305	29.4
	4501—6000 元	197	19.0		101—300 人	343	33.1
	6001—10000 元	364	35.1		301—500 人	189	18.2
	10001 元及以上	273	26.3		501 人及以上	200	19.3
化妆品月花费[b]	少于 500 元	72	6.9	使用化妆品年数	少于 1 年	22	2.1
	501—1000 元	200	19.3		1—3 年	209	20.2
	1001—2000 元	272	26.2		3—5 年	217	20.9
	2001 元及以上	493	47.5		5 年及以上	589	56.8

注：a. 56 岁及以上 3 人，占比为 0.3%；b. 不包括用于赠送别人而购买化妆品的花费；c. 包括中学、大学的学生。

（二）决策风格

消费者决策风格的析出采用因子分析方法，反复剔因子载荷较低的问项，最终得到理想的因子分析结果。其中，KMO（Kaiser-Meyer-Olkin）值是 0.808，超过 0.7 的一般标准，巴特利特球度（Bartlett's Test of Sphericity）检验显著性小于 0.001，表明数据适合采用因子分析方法。特征根大于 1 的公因子有三个，解释总方差为 54.042%，公因子对总方差的解释力中等偏弱。信度分析采用克朗巴哈系数（Cronbach's α）衡量，三个因子信度均达到 0.6 以上。因子载荷和信度系数如表 2 所示。质量和时尚在原量表中是两个独立的维度，在化妆品品牌中合二为一，经济实惠和冲动购买都非常明显，但其他更多的购买决策类型在化妆品购买中未能体现。

表2　消费者购买化妆品的决策风格

问　　项	质量时尚	经济实惠	冲动购买	信度系数
我常借助于时尚杂志选择化妆品	0.669			
产品价格越高，化妆品质量越好	0.722			
购买化妆品，我是一个完美主义者	0.650			
我能够紧跟化妆品消费时尚	0.661			0.808
国际知名化妆品品牌的质量是最好的	0.734			
广告越多的化妆品品牌，越是我最好的选择	0.717			
流行的、有吸引力的风格对化妆品十分重要	0.605			
购买化妆品时我首先考虑价格		0.774		
面对大量的化妆品品牌和信息时我会感到束手无策		0.609		0.610
购物化妆品时我非常注意花钱的多少		0.833		
我不会花太多的心思在选购化妆品上			0.718	0.621
获得高质量化妆品是很重要的事			0.772	

（三）决策风格在人口特征上的差异

通过回归法分别计算每一位受访者在上述三个因子上的得分，再通过方差分析比较该得分在不同人口统计变量上的平均值差异。不同人口特征的受访者表现出不同的决策风格，下面主要呈现具有显著差异的结果。如图1所示，男性比女性在购买化妆品时更具有冲动购买倾向。决策风格在年龄上的差异如图2所示，年龄越小的受访者更加表现为经济实惠的决策风格，年长的受访者表现出更高的冲动倾向，而中年受访者表现平平，没有特别突出的决策风格。

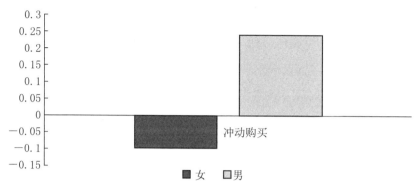

图 1　决策风格在性别上的差异

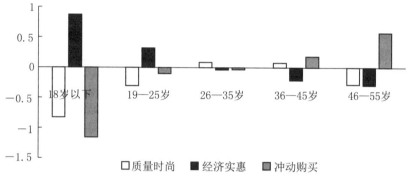

图 2　决策风格在年龄上的差异

总体上，年轻的受访者可支配收入较年长者低些，与图 2 结果相呼应，月收入较低的受访者更加体现了经济实惠和冲动购买的决策倾向，而月收入较高的受访者更加追求质量时尚，冲动购买倾向也较低，如图 3

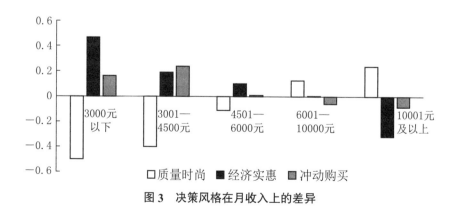

图 3　决策风格在月收入上的差异

所示。学生表现出很强的经济实惠决策风格，这从侧面说明收入水平可能是购买化妆品的重要影响因素，机关、事业单位职工，自由职业者和其他职业表现出一定的冲动倾向，而企业职工更多表现出轻度质量时尚的购买决策风格，如图4所示。

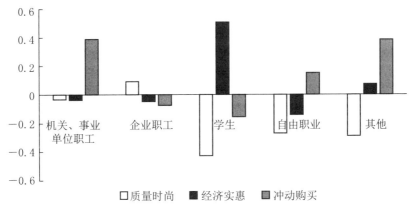

图4 决策风格在职业类型上的差异

在购买化妆品时，职级越高的受访者越有追求质量时尚的决策倾向，而职位越低的受访者越具有经济实惠的决策风格，如图5所示。相对地，单位人员规模小的受访者，其经济实惠倾向较高，单位人员规模较大的受访者，其质量时尚倾向更高，如图6所示。

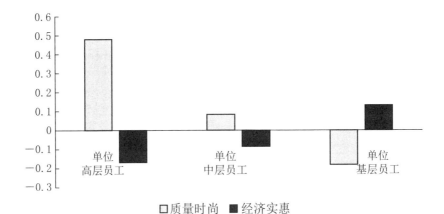

图5 决策风格在职级上的差异

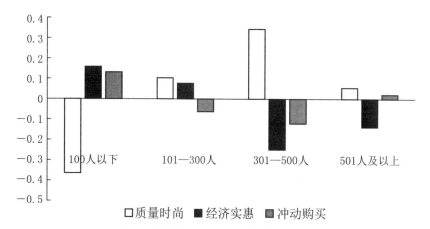

图 6　决策风格在单位人员规模上的差异

　　饶有趣味的是，化妆品消费时间短的受访者，同时具备质量时尚、经济实惠和冲动购买三种倾向，随着时间推移，购买决策风格更倾向于经济实惠，似乎是追求成为一个更加"聪明"的化妆品消费者。使用年限达到 5 年以上，受访者主要关注"质量时尚"了，而不仅仅考虑购买的经济实惠，如图 7 所示。在化妆品消费上的月花费越高的受访者越具有质量时尚的决策风格，而月花费越低的受访者越具有经济实惠和冲动购买的决策风格，如图 8 所示。

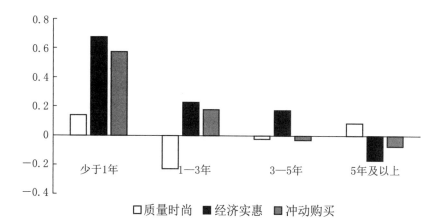

图 7　决策风格在化妆品使用年数上的差异

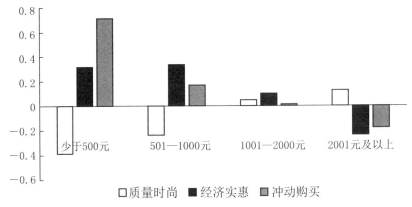

图 8　决策风格在化妆品月花费上的差异

四、结论与启示

（一）主要结论

中国消费者化妆品购买的决策风格有三种主要类型：质量时尚、经济实惠和冲动购买。其中，质量时尚在原量表中体现为完美主义和新潮时尚两种类型。与决策风格的八种类型不同，化妆品购买只有三种类型，其原因可能有：第一，网购的普及。当前网购十分普及，以逛街为主要内容的休闲娱乐型也就不明显了。第二，品牌认知模糊。在笔者开展的一项化妆品品牌认知调查中，采用滚雪球抽样要求"化妆品达人"分别列举三个进口、国产的高、中、低端品牌名称，结果发现国产品牌认知较为混乱，甚至出现某品牌护肤品在高中低端品牌都有出现，而进口品牌认知则相对清晰，也没有出现一个品牌在高、中、低端都有列举的情况。第三，购买意志坚定。当前，化妆品已经成为众多受访者的日常刚需，受访者有明确的购买导向，也没有产生较强的商店和品牌忠诚感以及明显的决策困惑。

决策风格在部分人口特征上有显著差异。第一，更多男性有冲动购买行为。这与事实情况较为符合。与女性相比，由于男性的化妆品知识可能较为匮乏，有时购买目的是馈赠女性，购买时往往不进行仔细比较，而是购买他人"指定"的品牌或自己有"强烈信念"的品牌。第二，年轻人看重化妆品购买是否经济实惠，更大可能是学生群体。老年人似乎有忠诚的品牌，中年人决策风格不明显。第三，在单位职位越低、收入越低的群体越看重化妆品的实惠，在单位职位越高、收入高的群体更看重化妆品的质量时尚。第四，单位人数规模对个人化妆品购买决策的影响规律不明显。按照理论逻辑，单位人数规模越大，职业性社交意识越强，行为越多，更加注重质量时尚。第五，使用化妆品年数越长、化妆品月花费越多的受访者越具有时尚质量的决策风格，而使用化妆品年数越短、化妆品月花费越少的受访者越具有经济实惠和冲动购买的决策风格。

（二）主要启示

1. 对化妆品研发的启示

化妆品的研发观念要拓宽。传统上，多数人认为是化妆品研发主要是技术及其实现的功效等，事实上顾客评价化妆品功效的能力并不是那么专业那么强大。众所周知，绝大多数消费者在绝大多数领域的购买属于非专家购买。所谓非专家购买，就是消费者并不了解所购商品的有关知识，也不具备客观地评价产品质量的资源和能力。化妆品消费者也不例外，多数消费者只能依靠经验、感官、口碑、广告等指导自己的购买决策，甚至"简单粗暴"地把价格当作质量的指示器。同一款化妆品的功效也会因为不同消费者的自身生理条件差异而有不同的效果，或许某位消费者通过持续"试错"找到适合自己体质的化妆品，进而分享给其他人，该化妆品也无法从其他人那里得到像该消费者那样的效果评价。

研发战略要形成一致性行动。企业内部要形成可持续的研发战略，特别是产品研发不仅仅是技术部门的事，而是以消费者需求为起点的内

223

部一致性行动。以消费者购买的决策风格为例，首先，公司特定规格的产品应明确定位于一种决策风格，市场部门要给这类人群在人口统计变量上画像，并尽可能收集和研究其化妆品消费偏好和使用习惯等；其次，市场部门与研发部门合作，将该决策风格及其人群的消费偏好和使用习惯等要素回溯到功效、质量、包装、价格、质量、体验等方面，从产品设计、技术实现和营销方案等角度提出综合性的开发战略。

2. 对化妆品品牌建设的启示

化妆品品牌建设基于消费者需求。2020年新冠疫情暴发后我国率先恢复生产生活，在疫情防控要求的影响下，实体经济下滑严重。大批国产化妆品新锐品牌精准抓牢了"宅"、"民族抗疫"、"传统文化"等热点，捕捉到中青年消费者的"安全"、"时尚"、"平价"等时代消费需求，借助在线新经济的发展势头，通过常驻B站、小红书、抖音等新媒体平台，推出国潮文化、民族文化、国产平替等概念产品，这些新锐品牌以极具中国韵味的艺术设计，满足国际标准的包材质量，移植医药领域的研发成果以及低廉实惠的价格牢牢吸引住了中青年消费群体并迅速崛起。然而，国际化妆品品牌资本雄厚且有长期技术积累，凭借其品牌效应和固有的客户群体等优势，转战在线经济后一举追回原有市场地位。因此，后疫情时代如何将我国化妆品品牌地位持续提升，并推动美丽健康产业发展仍离不开对消费者购买决策和需求的深入了解和研究。

化妆品品牌建设现有多元化导向。2021年《化妆品监督管理条例》正式实施，其中提及"国家鼓励和支持开展化妆品研究、创新，满足消费者需求，推进化妆品品牌建设，发挥品牌引领作用"。在明确的政策导向之下，三孩政策和地方生育政策有助于孕妇、婴幼儿护肤品的品牌发展；在新冠疫情常态化发展的社会背景之下，"口罩脸"、"口罩妆"和解决佩戴口罩引起的皮肤健康问题等新的消费者需求涌现；"绿水青山就是金山银山"时代号召之下，"绿色"、"环保"、"环境友好"的产品亟待推出。诸如此类的社会热点和时代需求正成为我国化妆品品牌发展的方向和突破点。

参考文献：

［1］Ali S，Ullah H，Danish M，Sipra M A H. An investigation of consumer decision making styles on intentions to purchase energy efficient home appliances in Pakistan. *International Journal of Economics，Management & Accounting*，2020，28（2）：297—325.

［2］Mattos C D，Salciuviene L，Auruskeviciene V，Juneja G. What are decision making styles for international apparel brands in a large emerging market?. *Procedia-Social and Behavioral Sciences*，2015，213：683—686.

［3］Sproles G B，Kendall E L. A methodology for profiling consumers' decision-making styles. *The Journal of Consumer Affairs*，1986，20（2）：267—279.

［4］Wald C. Neuroscience：The aesthetics brain. *Nature*，2015，526：S2—S3.

［5］陈绘、濮媛：《论"老字号"国货化妆品品牌新形象的营造》，《南京艺术学院学报（美术与设计）》2014 年第 4 期。

［6］陈伟军、孙习祥：《绿色品牌真实性感知对消费者购买意愿的影响——以绿色化妆品为例》，《消费经济》2017 年第 2 期。

［7］管永昊等：《高颜值能增加个人收入吗——来自 CFPS 面板数据的证据》，《财贸研究》2019 年第 9 期。

［8］郝俊峰、汪波、殷红春：《基于 RBF 神经网络的品牌形象培育研究——以我国化妆品市场为例》，《西南交通大学学报（社会科学版）》2011 年第 3 期。

［9］江晓东、高维和、魏敏菁：《消费者品牌决策影响因素研究——基于中国女性化妆品的实证分析》，《华东经济管理》2009 年第 10 期。

［10］林雨：《"颜值经济"崛起：化妆品消费持续走高》，《中国审计报》2021 年 1 月 25 日。

［11］刘天放：《化妆品国货崛起正当时》，《湖南日报》2020 年 8 月 31 日。

［12］欧霞、陆定光：《品牌体验对感知价值、品牌忠诚度的影响研究——以香港化妆品行业为例》，《新闻大学》2016 年第 3 期。

［13］裴淑媛、罗永泰：《消费者自我概念的形成与结构维度：基于化妆品消费者的实证分析》，《北京工商大学学报》2014 年第 2 期。

［14］谭远发、付晓珊：《颜值 VS 能力：财经类硕士毕业生就业机会的影响因素研究》，《教育学术月刊》2018 年第 11 期。

［15］王爱民、王颖、黄河：《以社会性别为视角探析女性对健身市场核心服务产品消费动机》，《中华女子学报》2012 年第 1 期。

［16］王慕文、卢二坡：《颜值越高越容易找到工作吗？——基于中国家庭追踪调查（CFPS）的实证分析》，《中国经济问题》2018 年第 5 期。

［17］王善高等：《颜值会影响收入吗?》，《西北人口》2018 年第 4 期。

［18］王询等：《颜值越高收入越高？——基于 2014 年"中国劳动力动态调查"的经验研究》，《云南财经大学学报》2018 年第 5 期。

［19］吴劲草：《我国化妆品市场前景持续向好》，《中国医药报》2020 年 6 月 11 日。

［20］张明慧：《2020 年国产化妆品行业趋势应对》，《日用化学品科学》2020 年第 10 期。

［21］郑碧强：《城市女性白领整容时尚消费的社会学解读》，《安徽

农业大学学报（社会科学版）》2009 年第 5 期。

　　［22］钟烨晨：《颜值经济行业未来趋势及投资价值研究》，上海交通大学 2019 年硕士学位论文。

　　［23］陈磊：《我国化妆品消费全球第二，为何产业发展却面临困境？》，https：//mp.weixin.qq.com/s/XZgsqTwPsM5kAJKUXeRq9g，2020 年11 月 2 日。

上海疫苗技术创新与产业发展路径研究

孟海华 *

上海在疫苗领域具有明显的产业技术优势。产业基础方面，中科院上海巴斯德研究所、上海生物制品研究所、上海润泽生物为代表的一批顶尖科研机构和重点企业在疫苗设计、毒种构建的技术路线、生产制备等方面处于国内外同步或领先的水平。质量管理方面，上海围绕生物制品拥有相对完备的质量管理体系和相对规范的管理流程。上海的疫苗研发企业数量在长三角范围内的比例较高，企业经营范围以疫苗、血液制品生产、生物技术研发、医疗器械研发与销售、生物技术咨询与服务为主，生产的疫苗种类以流感病毒疫苗、HPV 疫苗、肝炎疫苗、宫颈癌疫苗等为主。目前，围绕疫苗的创新资源集聚和合作网络搭建已经初具成效，资源集成的优势正在进一步显现和放大。

一、上海疫苗产业技术创新布局

纵观整个疫苗行业，其产业链主要分为三个部分，上游的原材料、佐剂、灭活剂及设备生产、中游的疫苗研发生产以及下游的批签发流通与监管，其中中游的研发是最考验技术含量的关键环节，这一环节涉及

---

* 作者系上海市生物医药科技发展中心工作人员。

的企业数量、规模也是最大的。同时，疫苗的生产包括培养、浓缩、灭活、纯化等步骤，涉及关键技术应用。上海共有 15 家疫苗企业，数量在长三角排名第一位（江苏 13 家、浙江 3 家、安徽 2 家）。上海主要研发传染性疾病、癌症以及自身免疫疾病等领域的疫苗，例如流感疫苗、肺炎疫苗、肝炎疫苗、HPV 疫苗、卡介苗、肿瘤治疗性疫苗等。另外，佐剂也是疫苗研发过程中使用的关键技术之一，佐剂的使用能增强疫苗的免疫原性，降低疫苗的使用剂量，产能一定的条件下，能为更多患者提供疫苗。上海在佐剂的生产与应用方面，储备了一定的能力，生产的佐剂类型以纳米佐剂、铝佐剂为主。

1. 产业链上游：原材料生产

疫苗产业链上游为疫苗的包装和原材料，主要涉及药用玻璃瓶、预灌封注射器、瓶盖、药用辅料等。以新冠病毒核酸检测试剂盒为例，根据国家药监局公布的数据，新型冠状病毒检测试剂盒的生产注册企业主要集中于长三角和京津冀地区，长三角共 14 家、京津冀共 14 家，其中涉及的主要城市包括：北京 9 家、武汉 6 家、上海 6 家。

2. 产业链中游：一二类疫苗研发及生产企业

疫苗的研发是一个系统工程，一个新型疫苗从临床研究、生产工艺研究再到安全性及效力鉴定研究，至少需要 5 年时间，而且在研发过程中会产生多种因素导致研发失败，这对于企业的技术和资金都是考验。企业通常承担一种或多种疫苗的生产，成立的时间越早，所能生产的疫苗种类越多。例如，成立于 1993 年的上海生物制品研究所有限责任公司，生产流感病毒裂解疫苗、麻疹腮腺炎联合减毒活疫苗、麻腮风联合减毒活疫苗、水痘减毒活疫苗、皮内注射用卡介苗等疫苗。

3. 产业链下游：采购、流通和使用

疫苗在上市销售前生产采用批签发制度，在流通时由各级的疾控中心和基层社区卫生服务中心完成。其中，批签发是国家疫苗监管过程中最为关键的一环，是疫苗上市使用前的最后一道关。2017 年 2 月 7 日，国务院办公厅出台了《国务院办公厅关于进一步加强疫苗流通和预防接种管理工作的意见》，其中指出要加强疫苗流通全过程管理，包括规范疫苗集中采购工作、加强疫苗冷链配送管理、加强疫苗全程信息化追溯管理、加强食药监部门对疫苗的监管能力。

根据上海食药监局公布的《疫苗委托配送情况报告 2021》和《疫苗委托配送情况报告 2020》，可以看出，上海市疫苗企业对于疫苗的运输和储存主要委托外地公司，也有部分上海企业，例如上海永和迅货运代理有限公司、国药集团医药物流有限公司、上药康德乐（上海）医药有限公司、国药控股上海生物医药有限公司、上海宏箭货运代理有限公司、上海创达物流有限公司等。

4．上海疫苗技术创新典型企业

（1）上海生物制品研究所有限责任公司

上海生物制品研究所有限责任公司（下称"中国生物上海公司"）现隶属于中国医药集团有限公司中国生物技术股份有限公司。中国生物上海公司成立于 1949 年 9 月，是国家医学微生物学、免疫学、细胞工程、基因工程、血液制品的主要研究机构、生物制品产、学、研、销一体的国家认定的高新技术企业，是国家第一批生物化学和分子生物学、病原生物学专业硕士学位授予单位，前身为上海生物制品厂，由卫生部直属领导。

目前，中国生物上海公司主要上市产品有皮内注射用卡介苗、麻疹减毒活疫苗、腮腺炎减毒活疫苗、风疹减毒活疫苗（人二倍体细胞）、麻腮风联合减毒活疫苗、水痘减毒活疫苗、流感病毒裂解疫苗等。在研产品有四价流感病毒裂解疫苗（成人）、带状疱疹减毒活疫苗、甲型 H7N9 流感病毒全病毒灭活疫苗、四价流感病毒裂解疫苗（儿童）、大流行流感病毒灭活疫苗和麻腮风—水痘联合减毒活疫苗等。目前，企业的工作重点一是产品本身的技术优势；二是质量管理体系健全；三是硬件设施的保证。推进预认证项目在最大化利用公司潜在产能、带动疫苗海外出口、推动国际化经营、提升公司的市场竞争力等方面具有重大意义。

（2）上海泽润生物科技有限公司

上海泽润生物科技有限公司（以下简称"泽润生物"）成立于 2003 年，位于上海市浦东新区张江高科技园区内，是专注于新型重组人用疫苗产品的研发和产业化，承担国家重大新药创制项目单位和国家高新技术企业。泽润生物于 2012 年底顺利完成与深圳创业板上市公司云南沃森生物技术股份有限公司的整合，成为其控股子公司。

泽润生物致力于新型重组疫苗的开发，尤其是以类病毒样颗粒（Virus-Like Particle，VLP）为基础的预防性疫苗的开发。主要包括两价和九价预防性宫颈癌疫苗（HPV 疫苗），重组肠道病毒 71 型（EV71）病毒样颗粒疫苗等。项目的研发均以病毒样颗粒制备技术平台为基础，以重组表达各类病毒衣壳蛋白并形成病毒样颗粒为免疫抗原，用于预防病毒感染引起的各种疾病。

（3）上海博唯生物科技有限公司

上海博唯生物科技有限公司（简称博唯生物）成立于 2012 年，是一家专注于重组蛋白疫苗和重组蛋白药物的新型研发企业。博唯生物掌握国际上最先进的基因工程重组颗粒状蛋白技术（即 VLP 技术），创新性地开发出了新型酵母表达系统，建立了真核细胞的 VLP 技术平台。该技术能应用在癌症和传染病的预防性新型疫苗，包括宫颈癌疫苗、呼吸道合胞病毒疫苗、水痘疫苗等预防性疫苗；该技术还可用于治疗癌症的新型蛋白药物开发，比如前列腺癌、非小细胞肺癌、黑色素瘤等疾病的治疗。博唯生物目前在研疫苗主要有重组四价 HPV 疫苗、重组九价 HPV 疫苗、重组十七价 HPV 疫苗和重组肠道病毒疫苗。

（4）斯微（上海）生物科技有限公司

斯微（上海）生物科技有限公司（以下简称"斯微生物"）于 2016

年由美国的海归博士团队在上海张江药谷创建，致力于打造中国领先的mRNA药物平台和产品管线。与传统疫苗相比，mRNA疫苗技术在疗效、研发速度、生产的可拓展性和安全性等方面具有巨大优势。多种病毒抗原能够整合进一条mRNA，从而可以生产传统技术难以实现的复杂多抗原疫苗。斯微生物目前正在针对传染性疾病和肿瘤免疫学两个领域研发mRNA疫苗。

（5）上海联合赛尔生物工程有限公司

上海联合赛尔生物工程有限公司（简称：上海联合赛尔 Shanghai United Cell Biotechnology Co., Ltd.）成立于1995年，由联合制药集团创立，现主要投资者为高瓴资本。上海联合赛尔是集基因重组生物制品和疫苗的研究开发、制造及销售为一体的产业化基地。公司研发中心现已拥有一支包括多名海归博士在内的高学历、高素质研发技术队伍；建立了包括发酵工程、分离纯化、质量研究、药物制剂在内多个生物药物开发技术平台；以国内外先进的发酵、纯化设备，进行基于大肠杆菌、酵母菌、哺乳动物细胞在内的原核和真核表达平台的产品开发；拥有多种先进分析仪器，确保产品持续一致的高品质。研发中心承担公司新产品的工艺开发、质量研究、非临床药效及安评、人体临床研究及新药注册等职能，已自主进行了多项治疗性多肽及蛋白药物和预防性疫苗的研究开发。研发中心在常规蛋白药物制剂剂型的基础上，成功开发了肠溶微丸胶囊以及卡式瓶水针等多项特色制剂。公司目前产品有重组B亚单位/菌体霍乱疫苗（肠溶胶囊）（普通装）和重组B亚单位/菌体霍乱疫苗（肠溶胶囊）（儿童装）。

二、上海疫苗产业技术政策支持

近年来，上海制定了促进生物医药产业发展的专项政策，将疫苗产业作为重点领域，从财政资金支持、研发平台建设等方面着力提升疫苗创新研发能力。

1. 研发资金支持

上海市的资助方式主要有两种：一是后补助的方式，对已取得的疫苗研发成果给予前期研发补贴。如上海市人民政府办公厅关于促进本市生物医药产业高质量发展的若干意见（沪府办规〔2021〕5号）对已在国内开展Ⅰ期、Ⅱ期、Ⅲ期临床试验，由本市注册申请人获得许可并在本市生产的1类生物制品，按照不同临床试验阶段，择优给予不超过研发投入40%，最高分别为500万元、1000万元、3000万元资金支持。二是通过项目资金方式对疫苗研发进行同步资助。如上海市科委的"科技创新行动计划"项目每年都设生物医药科技支撑专项，近2年特别对新型冠状病毒疫苗研发设立研究方向，2020年立项的新型冠状病毒疫苗临床试验研究项目，完成Ⅰ期、Ⅱ期临床试验并获得临床试验总结报告的，每项资助额度最高达600万元。

2. 研发平台建设

上海在推进疫苗技术研发平台建设方面，主要在体制机制上确立建设全球领先的生物医药创新研发中心目标，将生物医药产业技术研发与转化功能型平台建设作为上海建设具有全球影响力的科技创新中心的重要载体，并结合防疫形势需求突出了高标准建设疫苗临床试验中心等重大设施的任务需求。对平台的财政资金支持主要通过上海市战略性新兴产业生物医药领域重大项目等予以实现，2021年市政府最新发布的政策大幅提高财政资金支持力度，最高达1亿元。

3. 财税金融支持

上海财税政策的特点，一是对新型疫苗等生物制品领域产业发展项目提供支持，一般给予不超过项目实际投资10%的资金支持，对于重大示范应用项目给予不超过新增投资的30%的资金支持。二是对新冠病毒疫苗产业化设立特别专项并给予更大力度的支持。对建设期内创新产品获得相应注册或生产资质并开展产业化的项目，按不超过核定项目总投资的30%予以资助。为鼓励创新、宽容失败，对于立项后实质性开展相关工作，但未能获得相关产品注册或生产资质的项目，也可按照不超过核定项目总投资的10%予以资助。三是对自贸试验区临港新片区适用特定税收优惠。根据财政部、国家税务总局的专门文件，新片区内符合条件的生物医药企业，自设立之日起5年内按减15%的税率征收企业所得税。

4. 疫苗产业园区建设和土地供应

空间资源是疫苗产业发展的必备要素。通过空间集聚，汇集疫苗产业链各要素和专业化配套服务，对疫苗产业的发展具有重要支撑作用。因此，上海十分重视疫苗产业空间规划布局和土地等要素配套政策，在政策中统筹优化多层级的医药产业空间布局和公共配套，在现有土地规划的框架内充分挖掘潜力，打造各具特色的生物医药产业创新园区、生产基地。在市级层面，各城市除了规划本地产业园区外，还对专业服务机构提供财政资金支持。

5. 疫苗产业的人才和企业支持

人才政策方面，上海在大力吸引和集聚生物医药领域高端人才，在政策措施上力求引进和培养并重。引进和培养的对象着眼于产业人才，包括基础研究、产业技术、资本投资、市场营销、企业经营、园区运营等各类专业人才。政策重心都落在精准实施各类人才计划，完善人才配套支持体系，为产业人才创新创业提供必要的条件和良好的环境。上海建立生物医药重点企业清单，将重点企业纳入人才引进直接落户机构重点支持范围。对重点企业引进或推荐的符合条件的高层次人才，支持申报各类人才培养计划。深化推进产教融合试点，支持生物医药重点企业建设高技能人才培养基地。

6. 疫苗审批、流通与监管政策

为了促进疫苗产业发展，上海根据疫苗产品特点，对审批、流通与监管环节做了更为详尽的规定，并进行了一定程度的制度创新。在疫苗审批环节，上海进一步完善生物医药进口研发样品便利化监管制度，全面实施"一次申报、分步处置"通关模式。在监管方面，上海扩充高水平检查员队伍，引进培养在疫苗、血液制品等领域具有国际化视野、国内知名权威的专家。

三、上海疫苗产业发展瓶颈分析

1. 部分关键设备和原辅料严重依赖进口

疫苗产品研发过程中所需的部分关键设备和原辅料仍在很大程度上依赖进口，普遍存在货期长、成本高、受出口国政策影响等问题。在关键设备方面，主要包括蛋白纯化设备、分析设备等。在原辅料方面，部分国内产品质量不能满足质量标准要求，例如：酵母粉、多聚蛋白胨、消泡剂、3-吗啉丙磺酸、DTT（二硫苏糖醇）、六水三氯化铝等。

2. 佐剂技术研究滞后

佐剂技术是目前国内疫苗行业的关键技术，目前全球批准上市的人用预防性疫苗用的新佐剂都掌握在葛兰素史克、诺华等跨国大公司手中。国内佐剂研究滞后，供选择的余地不多，而且目前已知的佐剂专利保护普遍较多，疫苗研发企业在佐剂选择和研发上处处受限。

3. 疫苗产品注册制度亟待优化

一是产品注册法律法规有待完善。目前疫苗或生物制品上市后变更技术指导原则仍是征求意见稿，企业在工艺改进变更过程中实施难度加大。二是注册过程中各阶段规定的清晰度有待提升。如：相关技术指南不够完善、不够明确；在注册标准核定、说明书标签核定阶段审评计时会暂停，但无法规说明暂停时限；批件纠错提交后的流程没有追踪渠道；

235

审评超时也无法查询或咨询超时原因等。三是疫情期间海外临床研究注册的时间成本高。海外临床研究需要完成样品报关及相关登记手续，在当前新冠疫苗竞赛中，时间成本仍较高。

4. 临床实验药物警诫制度亟待完善

自 2019 年《药品管理法》实施后，明确规定上市许可持有人必须建立药物警诫制度，目前没有正式的法律法规来指导药物警诫，存在以下难题：（1）药物警诫体系如何完善；（2）临床试验中如何合法合规地开展药物警诫计划；（3）医学服务体系的建设。

四、上海疫苗产业发展路径分析

建议上海围绕疫苗产业的特点和优势，以体制机制改革为保障，加强前沿基础研究和临床成果转化、加大产业核心、技术攻关和龙头企业培育力度、加快产业基地布局和重大项目落地，全面营造有利于技术、资金、人才创新链、供应链韧性发展的生态环境。

1. 建议上海发展外销型疫苗

一是可带来可观的产值。以发展 9 价 HPV 疫苗为例，可为疫苗厂商在 2024—2030 年间带来约 3000 亿美元的产值，同时负责委托生产的 CDMO 凭借此产品也可创造累积 1000 亿美元产值，总计可带来累积 4000 亿美元的产值。按照全球疫苗和免疫联盟（Gavi）供应通常为 5 年起的稳定订单计算，该规模产值可维持至少五年，达到 20000 亿美元的产值。二是深入推进外销型疫苗产业，可以聚集、培养世界领先的疫苗厂商。在全球市场巨大需求的拉动下，更多高质量、更大规模的疫苗产品将奠定上海在国际生物医药产业中的领先地位，进一步提高上海在世界生物医药领域的影响力，吸引更多拥有创新疫苗产品的头部企业、优秀人才、创新创业、服务平台在上海集聚。同时，国内疫苗行业面临的一些关键技术和战略储备问题，可望通过外销型疫苗的国际合作获取国外技术和资源，取得突破。

2. 促进新一代信息技术在疫苗领域的融合应用

一是信息传递的高效性与准确性。随着医疗成本的不断上升，以及市场对于创新药物疗法的需求加大，多家制药公司相互合作、提高竞争力就显得尤为重要。区块链可以提供技术平台，方便多方之间的信息传递，并保证信息的准确性。二是临床试验的数据管理：利用区块链促进患者招募，保证数据的完整性，并在药物研发方面取得快速应用，加速临床试验和研究过程。此外，区块链还可以提供一个简单透明的框架，帮助相关人员对试验过程进行法律和道德上的监管。区块链技术也可用于药物研发临床试验的过程管理。三是疫苗流通领域，从原材料的获取到药品的生产、储存和分配，都需要进行适当的监控和追踪，以确保供应链的顺利运行。由于缺乏适当的追踪机制，供应链中存在着大量的薄弱环节。为了解决这一问题，监管部门制定了新的法规，要求药品供应链的所有利益相关者都能对药品的流通过程进行追踪。由辉瑞和基因泰克公司等制药巨头发起的 MediLedger 项目，正在利用区块链技术，为药品供应链建立一个开放的网络。相关监管法规要求使用可互操作的系统来追踪处方药的整个供应链，所以该项目符合监管法规。

3. 开展企业疫苗委托生产许可证试点

一是选取合适的企业。建议在临港选取 1—2 家疫苗生产质量管理体系成熟（通过美国或欧盟等多国监管机构或国际认证）的医药合同定制研发生产企业（CDMO），开展国内疫苗生产许可证（或者委托生产的许可证）试点，承担国内外疫苗上市许可持有人生产原液及成品疫苗合作生产委托，用于国内市场销售及出口。解决当前比较成熟的疫苗企业生产能力不足且短期内需要扩产，小型初创研发公司缺乏大规模生产经验、技术人员及质量体系等问题。二是选取合适的疫苗。建议初期考虑相关疾病在中国和发达国家已得到良好控制，但是在某些贫困地区如非洲仍需要普遍推广以防止疾病暴发的疫苗。试点实现低成本、高品质、稳定供应的此类疫苗产品，对推动国内药品上市许可人制度（MAH）发展完善和全球健康具有不可估量的重要意义。对于上海来说，选择某些企业、疫苗，在临港新片区经过研发、生产或分装等过程后直接从自贸区出口。这一突破，有利于临港针对疫苗佐剂、培养基等关键原料本地研发生产企业、mRNA 技术、疫苗检测等技术平台等招商引资，打造具有全球影响力的上海疫苗产业集群，为我国疫苗行业打造稳健的供应链、进行平台技术的战略储备。

上海医院人工智能应用案例及进展分析

何　达　许明飞　罗雅双　蒋璐伊　顾一纯 *

　　2021 年 10 月 27 日，上海市人民政府办公厅发布《上海市全面推进城市数字化转型"十四五"规划》，数字化转型作为上海重要发展战略逐步落地实施。作为城市数字化转型的核心驱动力以及上海市三大先导产业之一的人工智能，在全面数字化转型的环境中获得了丰富的应用场景和试验场地。其中，医学人工智能是人工智能的重要组成部分，相关的科研和应用取得了突飞猛进的进展。医院是人工智能技术应用的重要场所之一，本文介绍了人工智能在上海医院应用的趋势类型和主要案例，列举了专病智能辅助诊断系统、胰岛素用量推荐辅助决策系统、病理图像智能诊断系统、电子病历和病案首页智能化控制系统、智能语音患者回访系统、智能口腔医学临床教学系统、遗传罕见病智能搜索系统七个上海市医院应用的典型案例，总结了上海市医院人工智能应用的进展及存在的主要问题，并提出了技术驱动专项价值驱动、注重开展数据标准、加快培养复合型人才、注重医院人工智能项目科学评估四个方面的建议，以期对卫生健康行政部门、相关医疗机构和人工智能产业的发展提供智力支持。

239

* 作者均系上海市卫生和健康发展研究中心（上海市医学科学技术情报研究所）科研人员。通讯作者是许明飞。

一、上海医院人工智能发展概况

随着我国于 2017 年分别印发《新一代人工智能发展规划》（国发〔2017〕35 号）和《促进新一代人工智能产业发展三年行动计划（2018—2020 年）》（工信部科〔2017〕315 号）等重要政策的实施，作为人工智能（Artificial Intelligence，AI）行业版图的重要组成部分，医学人工智能技术得到了快速的发展和应用。医院是我国医疗服务体系的主要组成机构，也是 AI 技术在卫生健康领域发挥作用的主要场所，因此 AI 在医院的应用情况成为检验 AI 在卫生健康领域取得进展的重要指标。上海自 2020 年 12 月成立城市数字化转型领导小组以来，将医药领域确定为率先进行数字化转型的重点领域之一，2021 年 7 月发布的《推进上海经济数字化转型赋能高质量发展行动方案（2021—2023）》明确提出到 2023 年在全市建设 30 家数字化转型示范医院的发展目标。近年来，上海医院人工智能发展主要呈现以下特点：

（一）需求巨大，发展前景广阔

首先，上海市经济呈持续发展态势，且居民的健康意识已得到大幅提升。有研究提出，当人均可支配收入超过某个"临界点"，医疗健康消费会加速发展，因此，本市居民健康消费将会升级，老龄化程度进一步加剧。

但是，医疗卫生资源总量不足、优质资源短缺是上海、全国乃至全球的现实问题，影像科、病理科、全科医生等资源缺乏尤为严重。2015 年以来，我国医学影像数据的年增长率约为 30%，而放射科医师数量的年增长率仅为 4.1%；病理科医生缺口达到 10 万；2020 年我国全科医生数约 40 万人，仅占医生总数的 10%，远低于国际发达国家一般水平。应对加速升级的居民健康消费需求，匮乏的医疗资源配置对 AI 更加寄予厚望。

在医保方面，随着卫生支出的持续增长，医保基金的支付压力也逐渐增大，如何通过大数据算法提高有限资金的使用效率、打击骗保，也对 AI 发展应用提出了迫切的需求。

（二）政策利好，顺应时代潮流

2016 年 6 月、7 月国务院办公厅接连发布《关于促进和规范健康医疗大数据应用发展的指导意见》（国办发〔2016〕47 号）和《"健康中国2030"规划纲要》，作为促进健康医疗数字化转型的重要政策，开启了医疗人工智能发展的鼓励政策。随后，从国家层面以及卫生健康委、工信部、网信办、医保局等国家部委层面，分别出台了多项支持和促进医疗人工智能技术发展以及医院应用的政策。其中，2018 年国家卫健委先后发布的《关于促进"互联网＋医疗健康"发展的意见》（国办发〔2018〕26 号）、《国家健康医疗大数据标准、安全和服务管理办法（试行）》（国卫规划发〔2018〕23 号）和 2019 年 9 月国家发改委发布的《促进健康产业高质量发展行动纲要（2019—2022 年）》（发改社会〔2019〕1427 号）分别从互联网医疗、健康医疗大数据和健康产业的角度对医院人工智能的发展提出要求，2020 年 7 月国家标准化管理委员会发布的《国家新一代人工智能标准体系建设指南》（国标委联〔2020〕35 号）为医院人工智能发展建立了标准体系，2021 年 8 月正式实施的《中华人民共和国个人信息保护法》则从更高的层面为医院人工智能发展提供了法律保障。

就上海市而言，本市正处于全面推进上海城市数字化转型的时期，2020 年年底上海市委、市政府公布《关于全面推进上海城市数字化转型的意见》，明确提出以数字化推动健康等基本民生保障更均衡、更精准、更充分，打造智慧医院等一批数字化示范场景。2021 年 1 月，上海市经济和信息化委员会和上海市卫生健康委员会共同印发《关于组织开展上海市 5G＋医疗健康应用试点项目申报工作的通知》，要求围绕智能治疗和监护、医院管理、智能疾控、健康管理等十大重点方向创新 5G 应用场景，开展智慧医疗健康设备和应用创新。2021 年 3 月，上海市卫生健康委发布《2021年上海市卫生健康工作要点》，提出依托"一网通办"和"一网统管"平台，推出更多智慧医疗服务应用场景。2021年6月，上海市卫生健康委会同市医保局、市财政局、市发改委、市经信委、申康医院发展中心和市大数据中心共同发布《上海市"便捷就医服务"数字化转型工作方案》，并于2022年2月更新印发《上海市"便捷就医服务"数字化转型2.0工作方案》，要求2022年底前，全市各级公立医疗机构按时保质全面完成智慧医疗等"便捷就医服务"数字化转型工作任务。2021年7月，上海市人民政府关于印发《上海市卫生健康发展"十四五"规划》，要求加快智慧医院建设和医院信息标准化建设，初步形成与健康服务智慧化相配套的制度体系，成为智慧化健康服务高地的发展目标。

2022年1月，上海市人民政府办公厅印发《关于推进上海市公立医院高质量发展的实施方案》，提出以5G等新基建为支撑，深度应用大数据、物联网、人工智能、云计算、区块链等新一代信息技术，推动医疗服务流程再造、规则重构、功能塑造和生态新建，打造全面感知、泛在连接、数字孪生和智能进化的未来智慧医院。2022年1月1日起执行的《上海市数据条例》则从数据权益保障、数据流通利用、数据安全管理三大环节，最大程度促进数据流通和开发利用，对医院人工智能的发展基础提供了坚实的法律基础。

（三）技术推动，迎合新发展理念

在面临患者、医院、医保等各方巨大的需求并享受政策利好的同时，本市的医学人工智能技术发展的速度也处于国内领先地位。首先，上海的卫生信息化工作起步早、范围广，基础非常扎实。伴随医学AI技术的需求，医院的各类诊疗、用药、影像等大数据的质量逐年提高，这又反作用于医学AI的进步，形成正向循环。另外，上海作为经济中心城市，相关风投资金的投入也相对较多，医疗人工智能企业也不断涌现，例如商汤科技、万达信息、梅斯医学等，进一步促进了上海医学人工智能的发展。

二、人工智能在上海医院的主要应用类型趋势及典型案例

（一）诊疗辅助

诊疗辅助是 AI 在医院应用中最核心和重点的部分。根据患者进院诊疗的时间循序，可以将医院人工智能应用分为诊前、诊中、诊后三个阶段。在诊前阶段，AI 的主要应用为智能助理，包括智能预问诊、网上挂号、智能分诊、智能导诊等。在诊中阶段，AI 的主要应用包括面向临床医师的临床辅助诊断系统，影像诊断、病理诊断、放疗系统等智能医技系统、基因检测、手术机器人等个性化诊疗系统，以及护理辅助、监测系统、智能预测等智慧病房系统。在诊后阶段，AI 的主要应用包括智能患者随访系统，机器人、可穿戴设备等智能康复护理系统，以及实时监测、个性化健康干预等智能健康管理系统。

案例一：基于 CDSS 的专病智能辅助系统

项目依托基于瑞金医院临床数据中心的临床决策支持系统（Clinical Decision Support System，CDSS），重点关注静脉血栓栓塞症规范预防、急诊 ICU 高危风险病症预警、肝硬化失代偿期病种等专病医疗质量安全，可实现相关病种高危患者的快速监测、早期发现、高危预警、干预措施提示，以降低高危风险发生率、提升规范预防治疗率。

在静脉血栓栓塞症（VTE）规范预防应用中，CDSS 基于瑞金医院临床数据中心，结合患者结构化与非结构化临床数据，应用深度学习自然语言处理技术在病史、检查报告中识别临床关键变量及变量关系，形成结构化数据集。CDSS 自动完成患者的 VTE 风险评估量表 Caprini（针对外科手术患者）量表、Padua（针对内科非手术患者）量表打分，智能判定患者高危风险，并提供医生评估结论的临床溯源。同时结合循证医

学知识库自动推荐恰当物理预防、药物预防措施，并基于与瑞金医院电子医嘱系统映射，实现快速医嘱下达。根据系统对过程数据的汇总分析，帮助医院管理者对院内 VTE 防治进行监管。应用 VTE 智能防治系统后，院内 VTE 发生率下降 19.35%，VTE 高危患者药物抗凝率上升 14.57%。

在急诊 ICU 高危风险病症预警应用中，实现脓毒血症智能预警，通过实时、动态监测每一名在院患者 Sofa 评分[①] 和疑似感染事件，对已确诊脓毒血症患者进行 24 小时动态监测，评估并展示患者最新风险情况；对未确诊患者基于入院以来所有临床数据进行整体监测，评估并展示患者发生脓毒血症风险并进行预警。上线急诊 ICU 等 2 个病区，患者评估覆盖率 100%。实现 APACHE Ⅱ（Acute Physiology and Chronic Health Evaluation，急性生理与慢性健康评分）自动评分与预警，客观评定患者危重程度，对高于 8 分（包含）患者及时预警，协助制定监测、治疗方案，预测群体及个体患者死亡率，已覆盖 10 个重症科室，患者评估率 70%。实现急性肾损伤（AKI）智能预警，对分值高于 24 分（包含）患者及时预警，帮助对 AKI 患者的早发现、早预防。截至 2021 年底，CDSS 已覆盖 10 个重症科室，患者评估率约 70%。

案例二：胰岛素用量推荐辅助决策系统

项目依托复旦大学附属中山医院研发的人工智能胰岛素辅助决策系统（iNCDSS），该系统示范应用了以人工智能技术推动慢病管理发展的新模式。iNCDSS 针对糖尿病患者胰岛素使用的痛点问题，旨在及时、有效制定精准的个体化胰岛素治疗方案，提高糖尿病患者的血糖管理水平，可应用医院血糖管理等多个场景。主要的经验包括：

走通了利用真实世界的历史诊疗数据，实现大型三甲医院专家经

---

① SOFA 评分指全身性感染相关性器官功能衰竭评价系统（Sepsis-related Organ Failure Assessment）。

验转化为人工智能应用的途径。虽然医院积累了大量的诊疗数据，有大量数据，但是怎样将这些质量参差不齐、内容规格不等、代表性知识埋没于大量平庸数据中，真实世界数据需要专业背景加上专业数据治理方法的运用，才能得到能够使用的数据集。另外一方面，人工智能算法众多，选择合适的算法和计算框架在"产品级"的应用开发中依然困难。iNCDSS 开发通过数据分析专家、医疗临床专家、医生科学家、人工智能算法工程师和软件产品开发团队的紧密配合，多学科专家协作，深入打磨，形成了稳定、可推广的产品。大量测试表明，该系统推荐治疗方案的准确性高达 90% 以上，达到内分泌科专科主治医师水平。

实现了人工智能临床辅助决策系统的临床应用示范。iNCDSS 的开发直接在医院内部进行，采用"建管用"同步进行的模式进行开发，在人工智能产品开发的同时，直接嵌入医生工作站测试、试用和验证，走出了一条沉浸式"培育"的医疗人工智能开发应用新模式。通过实际的系统开发和应用，建立了数据安全、医疗质量和安全、临床使用规范、质控监测体系等配套体系，示范了医院级人工智能"综合治理"和全寿命周期质控的应用路径。

实证了人工智能推广应用和赋能基层的美好前景。iNCDSS 在中山医院全院范围、医联体单位、协作医院开展了多中心临床试验和应用验证，解决了数据接入、业务流程规范化、嵌入业务系统、模型不断迭代更新等问题，以实际案例佐证了人工智能赋能基层的美好前景。对于专科、专病、专业方向深度细分的精准医疗模式来说，展示了院内外专业知识辐射的模式与方法。截至 2021 年底，应用已实现院内辅助治疗病例数 1 万余例，联合测试医联体机构超 5 家。

未来 iNCDSS 将帮助更多的基层卫生服务中心医生做好糖尿病患者的胰岛素治疗管理，实现糖尿病患者的控制率和达标率显著提高。

案例三：智能消化道及 TCT 病理图像辅助诊断系统

项目是瑞金医院通过人工智能医学图像分析能力辅助医生阅片，对常见的消化道活检病理切片和 TCT 宫颈液基细胞病理切片，自动筛查包含异常组织及异型细胞的早癌切片，提供病灶区域的精准分割、异型细胞的精确定位、病灶分型及多元量化结果，辅助病理科医生快速筛查大量切片，提高工作效率。

基于前沿的卷积神经网络、半监督学习、迁移学习等人工智能技术，消化道病理精准分析系统可通过病灶分割、异常细胞检测等筛查算法，可在超大规模数字病理图像上进行消化道病理恶性病灶的组织智能分析和切片良恶性智能分类，大幅提高消化道病理检查的准确性。消化道病理精准分析系统通过对超分辨率组织病理图像中的组织分布、细胞异型程度的综合分析，通过混合监督学习，在不同尺度下分析病灶以及病灶周围环境，获取全局图像信息，提示每张切片的良恶性，在保证足够的异常病例召回率的情况下，高效地判断阴性样本，提升大规模筛查的效率。同时系统可通过在多中心消化道病理大数据上的智能分析，通过风格迁移、染色归一化、样本扩张、特征提取等多种技术手段，可精准定位恶性切片上的肿瘤性病变，包括但不限于低级别上皮内瘤变、高级别上皮内瘤变、腺癌等，同时精准勾画病灶的边缘，并提供病灶面积自动量化分析模块。

AI 在宫颈癌病理及消化道病理中的应用可以明显提高病理医师的工作效率，提升诊断的准确率。在宫颈癌病理诊断方面，相比人工每天读片 10 例 / 人 / 天，1 例 TCT 报告需花费 5—7 分钟，应用 AI 自动筛查病理切片后效率提升到 30 例 / 人 / 天，1 例 TCT 仅需要约 2 分钟进行判读。此外，在消化道病理诊断方面，瑞金医院病理医师近 3 年消化道小标本的工作量人均提高了 300%。

（二）医院智能管理

利用 AI 技术辅助医院管理是目前应用较广的领域，主要包括：患者行为等监测、电子病历、医疗服务行为监管、医疗服务质量管理、绩效管理、院感防控、门诊流调、药事管理、医保费用自动稽查审核、辅助决策、多院区管理等。这些方面的应用都在智慧医院的建设中受到越来越多的关注。

案例四：电子病历和病案首页智能化控制系统

复旦大学附属中山医院在自主开发的电子病历系统中内置了质控模块，实现了自主开发系统、外部购置软件、知识库和本院专家经验的集成，探索一条医院业务系统智能化、数字化改进的新途径，实现了数据、软件、知识三方解耦的新尝试。主要经验如下：

以数据、知识、软件解耦架构，支持多方质控要求的融合，实现了内秉性医疗质量控制需求和外在评级评价目标统一。通过引入成熟的企业产品，结合本院医务管理专家和临床专家的知识，实现了电子病历评级、公立医院绩效考核、专病诊疗规范、单病种质控要求、临床路径实施等多元化的质控知识库体系，形成了行业标准、院级要求、科室共性、医生个人知识的知识库分级体系。

以自主开发和自助配置两大支撑能力，实现了质控体系的快速适应和长期迭代更新，为医务人员提供合适的"建模"工具，探索了医疗知识库系统的"进化"机制，探索了医疗行业的知识传承的新途径。

提供了数智融合的医生助手。通过便捷的人机交互，实现了操作习惯、医生个性化专家知识理解等的自动处理，将质控管理融入质控服务，实现了诊疗规范化的辅助提升和医生专业知识的自动学习。

软件系统上线采用了架构统一、规则适配、逐步探索、及时反馈闭环的实施路线，探索了一条智能系统如何在医院使用的"实施路径"，形成了人工智能系统监管、培育、治理的院级架构体系，为医疗人工智能院级综合治理提供了典范。

案例五：智能语音患者回访系统

上海市第六人民医院采用 AI 系统从医院信息系统导入脱敏后的患者信息，设计通俗易懂的回访话术，通过语音助手利用具有来电显示的专用号码拨打患者电话并回访。AI 回访保留了传统的医疗质量、服务态度、医院后勤服务质量等多维度的满意度指标，由患者回答满意、较满意、一般、不满意或不了解等选项，后台可直接进行数据统计。AI 回访中设计了开放性建议题项，患者可以根据语言习惯，畅所欲言，描述自己就诊期间所感受的医疗服务，可以描述问题、提出意见和建议，也可以对做得好的地方进行肯定。患者回答的有效信息自动转录为文字记录，经过人工智能语音系统的自然语言处理及神经网络算法进行语义分析，自动生成对应指标信息。

与传统纸质患者回访方式相比，AI 语音患者回访系统的工作总量大、回复率高、测评回复周期短、单位成本低、患者建议采集更系统开放。2018 年使用传统方式，出院患者满意度测评邮寄总数 66913，回复总数 5048，回复率 7.54%。2019 年使用 AI 拨打总数增加至 105014，采集总数 53800，回复率提高至 61.97%。此外，AI 回访系统也实现了应用场景的拓展，2020 年初新冠病毒肺炎疫情暴发初期，上海市第六人民医院援鄂医疗队于 2020 年 2 月 19 日抵达武汉雷神山医院接管 C2 病区，并在后期将其作为"院外特殊病区"纳入六院满意度测评的大数据评价体系。在 AI 系统设置武汉方言，对 40 位出院患者进行满意度回访，AI 系统识别率超过 95%。

（三）医师能力培养

利用 AI 能够模拟现实的特点，通过设计虚拟病房和虚拟患者的方式，利用 AR（增强现实，Augmented Reality）、VR（虚拟现实，Virtual Reality）、全息投影等技术，实现医师临床操作能力的快速培养，此项技术尚不成熟，但随着元宇宙概念的持续升温，相关技术逐渐成熟，AI 辅助医师能力培养将会有突破性的进展。目前，AI 在医师能力培养方面相对成熟的应用为通过远程线上教学，完成医学生或医师的学业教育或继续医学教育。

案例六：智能口腔医学临床教学系统

项目依托上海交通大学口腔医学院／上海第九人民医院口腔学科开展，包括牙体牙髓根管治疗、口腔颌面部缺损修复、颌面部良恶性肿瘤的病理学诊断、牙颌面畸形的头影测量分析、正颌手术的规划与模拟、颞下颌关节紊乱综合征的磁共振成像（MRI）诊断等。

口腔颌面部缺损赝复系统，重点关注颌面缺损三维数据的获取和重建；数字化赝复体三维设计；数字化阴模三维设计和辅助制造等关键步骤，通过机器学习使系统运行过程更加精简、智能和顺畅，有利于口腔修复医生对其操作和掌握，有利于对临床患者的准确诊断和精准治疗，也有利于对年轻医生的指导和培训。

针对唇腭裂患者研发基于人工智能的语音培训系统，协助患者掌握标准的发音。通过人工智能，了解睡眠呼吸暂停综合征患者治疗前后的气道变化规律，制定规范化诊疗标准，形成临床指南。面部骨骼自动分割人工智能系统则已应用于本科生教学。

3D 数字化根管治疗模拟教学系统，通过对临床口腔锥束计算机体层摄影术（CBCT）扫描病例，AI 智能影像分割，三维重建，建立根管难度分级数据库，3D 打印树脂根管牙，形成根管治疗的教学模型牙，可以针对不同水平的学生选择适合难度的根管牙进行根管治疗实训教学。通过对 3D 打印牙进行根管预备，利用自主研发的根管预备数字化评测系统，自动化智能比对根管预备前后的 CBCT 扫描数据，对根管预备的质量进行数字化评测。

以 AI 技术为核心构建形成的 3D 数字化根管治疗模拟教学系统，既可以使教学模型牙统一难度和形状，进行相互比较，又可以根据学员不同的水平提供个性化的模型，进行个性化教学。数字化的评测系统克服了传统根管治疗实训教学中，根管预备质量评价只能靠老师手感主观评价的缺点，达到客观量化评价学员根管预备的质量的目的。将数字化评测结果进行三维图像重建，可以对评测结果进行形象化教学分析和讲评，有利于教学水平的提高。

3D 数字化根管治疗模拟教学系统已经应用于上海交大口腔医学院口腔本科生、规培生、研究生的教学，并针对临床医师根管治疗技术培训举办国家级继续教育学习班，还将其应用于上海交大口腔医学院举办的国际国内的口腔医学生技能比赛。相关的教学成果已经获得上海交通大学教学成果特等奖。实验项目入选国家虚拟仿真实验教学项目。

（四）医学科学研究

AI 在医学科研方面的应用主要包括：知识查询、数据分析、药物挖掘和虚拟筛选以及真实世界研究。

案例七：遗传罕见病智能搜索系统

项目依托上海市儿童医院内网信息系统，根据遗传病表型和基因型综合知识库（OMIM）、文献库、病例库，建立遗传病智能搜索系统（GPS），基于输入的患者表型（HPO，人类表型本体）和基因信息（VCF文件），可实现遗传病基因突变位点的致病性筛查、遗传病相关表型的匹配识别、噪音表型的干扰排除等，从而按照患者信息与几千种遗传病的匹配度排序，快速返回相关遗传病信息，可以提高医生、遗传咨询师、科研人员对罕见病的诊疗和科研。

在智能搜索方面，囊括的数据包含 OMIM 数据库中的 8687 种遗传病，人类表型本体（HPO）数据库中的 16601 条表型条目，并配有中文条目名称，并以症状树的形式提供，可以观察到精确表型与模糊表型之间的关系结构，同时配有症状的中英文输入框，多种方式用于表型症状的输入选择。基因突变信息可以由用户直接上传 VCF 文件，一键式分析遗传突变致病性与数据库注释结果，并添加了信息筛选功能用于用户筛选。

在遗传病临床科研与诊疗当中，由于遗传病种类繁多，GPS 克服了需要不断手动搜索数据库、查阅相关文献这种"大海捞针"式搜索模式。基于自主研发的表型相似度算法——相对最优匹配（Relative Best Pair）自动计算患者表型集与遗传病注释表型集间的相似性，实现患者表型诊断的智能搜索。基于 ACMG 遗传变异位点分类标准，并通过把 ACMG 遗传变异位点分类标准与指南中的判定规则转化为致病性概率的贝叶斯框架从理论运用于临床，以及变异位点到基因再到遗传病的多重映射关系，实现患者基因诊断的智能搜索。最后通过整合表型和基因智能搜索信息，建立综合诊断搜索，有效提高搜索效率。经实验验证，准确度高于目前所有的公开流程与网站。

该系统目前已经应用于上海市儿童医院的常规的罕见病公益门诊。公共网络版本有来自 55 个国家和地区的近 5000 次的访问以及超过 6000 次的有效检索。

三、存在主要问题

（一）医患需求尚未全覆盖

由于人工智能技术自身的发展特点以及可商业化程度等差异，目前在医院应用的人工智能主要集中于视觉识别、知识抽取和提供等方面，其中，医学影像识别、患者随访、智能流调等应用相对较多，在医院管理、医学科研支撑等方面的应用相对较少。

（二）应用端分布不均

目前本市的人工智能项目应用主要集中在三级医院，二级医院以及基层医疗机构分布相对较少。基层医疗机构是本市分级诊疗的重要基础，也是市民健康管理和公共卫生管理的主要机构，其人工智能技术发展和

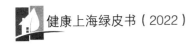

应用还有巨大的空间。

（三）数据质量和标准化不足

大数据是人工智能的必要基础，医学大数据标准的普遍缺失导致跨部门、跨机构大数据无法有效整合，进而严重影响了医疗大数据的收集，给数据完整性和数据质量带来负面影响，也为后续的人工智能开发和应用形成阻碍。

（四）相关人力资源仍显不足

上海医院人工智能发展过程中所面临的一个重要问题是缺乏能够综合掌握统计学、数学、信息模型、数据计算、机器深度学习、人工智能、生物工程临床医学和健康管理等交叉学科知识的复合型人才，这也是全国医疗信息数字化建设中遇到的通病。人才的缺乏一方面由于国内高校相关的培养起步较晚，另一方面由于相比相关企业，医疗行业待遇相对较低，职业发展路线不清晰，导致吸引力不够。

四、政策建议

（一）进一步强化政策落地和执行效果评估

充分利用人工智能手段解决"看病难"问题、提高人民看病就医获得感是"健康中国"国家战略的必然要求，也是上海市全面数字化转型、优化便捷就医服务、推进智慧就医发展的重要内容，对于国家和上海市相关政策的具体落地执行需要有更加明确的规划细则，明确发展牵头机构和责任单位，给予相关责任方更强的支持力度。

同时，建议以评促建，注重卫生技术评估对医学人工智能技术执行效果的评估。卫生技术评估（HTA）是通过科学、明确的方法来确定卫生技术在其生命周期中不同阶段的价值的一个多学科过程，目的是为决策提供信息，促进更加公平、高效和高质量的卫生系统。医学人工智能的发展目前正处于规范化、规模化转型的关键时期，需要从创新性、安全性、成本和经济影响、伦理、社会、文化、法律等多角度，对患者、医务人员、医院、医保支付方等利益相关方的可能影响进行多维度的动态评估。上海作为亚洲医学中心城市和科创中心城市，人工智能在上海医院应用的效果将对长三角、全国乃至全球都产生重要的影响，需要开展专业的医学人工智能技术评估来科学测量上海医院人工智能项目的综合价值，在促进医学人工智能技术健康发展的同时，助力城市软实力建设和国际影响力建设。

（二）医院 AI 应用由技术驱动转向价值驱动

针对目前医院人工智能应用赛道相对集中的问题，建议相关企业能够更加注重患者诊疗全流程服务的项目研发，根据患者和医院需求较为迫切的项目有针对性地开展技术研发。针对人工智能应用在不同医疗机构之间分布不均的问题，建议相关企业能够从患者的全生命周期角度思考技术研发，更加注重运用人工智能技术在疾病预防、健康管理和公共卫生服务方面发挥作用。

（三）注重开发数据标准，提升医院数据质量

建议由本市优势病种医院牵头，在电子病历、电子健康档案、医学影像及检查检验结果等主要的医疗大数据方面，研究建立被广泛认同的、基于疾病的专病数据标准，并通过专科学协会、出版社等渠道进行发布和传播，实现全市范围内主要病种数据标准的统一。国内已有可借鉴的案例，即由钟南山院士所在国家呼吸医学中心牵头制定的《慢阻肺行业标准》，已经在全国呼吸相关科室得到广泛认可和应用，大大提高了我国慢阻肺疾病大数据的数量和质量，降低了数据清理难度和工作量，对相关的人工智能提供了优质的数据基础。

（四）培养复合型人才，加速医院 AI 应用

首先，在人才培养方面，建议高校、医疗机构、科研机构积极推动

与国内外名校、名院的合作，建设掌握大数据核心研究技术的人才梯队。强化医学信息学学科建设和"数字化医生"培育，着力培育高层次、复合型的研发人才和科研团队，培养一批有国际影响力的专门人才、学科带头人和行业领军人物。鼓励相关机构针对健康大数据开展职业技能培训。通过建立多层次多类型的医疗大数据或专科大数据应用人才培训体系，积极推动政府、高校、医疗机构、科研机构和相关企业等人才共育模式。其次，在人才评价方面，建议在医学人才评价的体制机制中，积极响应国家教育评价改革，在"破五唯"的同时，加大对医学人才理解、生产、利用大数据相关能力的考核，促进医务人员大数据思维的普及。第三，在人才利用方面，建议医院通过组织多种合作交流通道，实现大数据中心与全院各科室达到你中有我、我中有你的深度交融，让大数据思维贯穿体检、疾病描述、诊疗过程、康复管理、慢病管理、医护分工以及医院管理的全流程，最终实现全院医务人员对医学和管理学的掌握能够满足大数据共享平台的专业管理与实际应用。此外，建议医疗机构扩大医院辅助人员的编制，包括医院信息科和公共卫生人员，打造医院健康大数据建设的全面型团队。

参考文献：

［1］清华大学全球产业研究院：《双轨拉锯：开启中国医疗健康产业的未来》，2019年4月。

［2］中国信通院、AI产业研究中心：《以人为本，人工智能助力医疗体系科学发展白皮书》，2019年内部资料。

［3］陈敏、刘宁、肖树发等：《医疗健康大数据应用关键问题及对策研究》，《中国数字医学》2016年第8期。

［4］戴明锋、孟群：《医疗健康大数据挖掘和分析面临的机遇与挑战》，《中国卫生信息管理杂志》2017年第2期。

［5］舒影岚、陈艳萍、吉臻宇、赵凯、王春安:《健康医疗大数据研究进展》,《中国医学装备》2019 年第 1 期。

［6］人力资源社会保障部、国家卫生健康委、国家中医药局:《关于深化卫生专业技术人员职称制度改革的指导意见》, 2021 年 8 月 4 日。

典型案例

上海市级医院的五大新城 重点建设项目布局

上海社会科学院健康经济与城市发展研究中心 *

　　嘉定、青浦、松江、奉贤和南汇"五个新城"正在上海崛起。医疗卫生服务作为新城建设中最重要的民生工程，虽然五个新城都已初步形成比较完整的基本医疗卫生服务体系，然而千人医疗机构床位数、千人执业（助理）医师数等与全市平均水平有一定差距。为进一步完善新城各类公共服务设施配置，提升人民群众的获得感，2021年10月，一批显示度高、获得感明显的医疗等民生重大工程集中开工，总投资概算77.72亿元、新建总建筑面积742983平方米，新增床位3000张。

　　市级医院的五个新城重点建设项目布局对接新城导入人口特点和居民就医需求，适度超前配置医疗资源，促进形成整合型、一体化、连续性的医疗服务体系的建设。新一轮建设的重点项目分别是：

- 奉贤新城——上海交通大学医学院附属新华医院奉贤院区一期工程
- 嘉定新城——上海交通大学医学院附属瑞金医院北部院区二期扩建工程
- 松江新城——上海市第一人民医院南部院区二期扩建工程
- 南汇新城——上海市第六人民医院临港院区二期扩建工程

259

* 上海社会科学院健康经济与城市发展研究中心根据相关公开资料整理。

● 青浦新城——复旦大学附属中山医院国家医学中心项目一期工程

5家市级医院将输出全国排名前列的优势专科或特色专科，加强新城区域医疗中的急诊、胸痛、卒中、创伤、儿科、产科等学科建设，创设心血管、呼吸、消化、神经、肿瘤、内分泌等特色医疗项目，提高基层防病治病和健康管理能力。同时，5家医院还将对接新城产业发展规划，推动医企融合，充分发挥市级医院临床医学科技创新策源地和验证中心的作用，促进新兴产业发展；对接长三角一体化发展战略，探索制度创新、管理创新、模式创新，发挥新城创新实验地和策源地的作用。

一、新华奉贤院区打造"全生命周期"诊疗

新华医院奉贤院区将以全生命周期为核心理念，破除院内院外围墙、跨越专业学科、贯通人群年龄，建立以患者为中心的就诊流程，从而提供从受精卵到终身的健康管理、疾病诊疗的综合性三级甲等医院。这也是奉贤区内首家综合性三级甲等医院。

以先天性心脏病为例，新华医院正在打造全生命周期诊疗的"样板间"：新近成立的宫内儿科疾病诊疗中心贯通了受精卵到新生儿期的衔接，正在筹建的成人先心病专科将先心延伸至终身，再加上原有儿童心脏中心和成人心脏学科，完成对患者的全周期服务。

二、第一人民医院南部院区二期打造"六高基地"

2006年，上海市第一人民医院先试先行，率先在松江建立运行南部院区，开创了市级医院远郊办医的先河，成为上海首家落户远郊的三甲综合性医院。此次扩建后，手术室、检验中心、内镜中心、消供中心、ICU、放射科、静配中心、核医学等平台也将进行增容。新建的科研综合楼将特别针对医学前沿创新技术，落实细胞制剂研制、基因组学精准医

学研究、高端医疗器械研发、新药筛选、蛋白质研究、3D打印技术等实验条件，其中，全自动无人值守生物样本库、大型仪器物联网一体化管理公共平台等尖端硬件、软件都将有望首获应用。

随着"十四五"新一轮城市发展规划，松江新城将承接主城核心功能，成为长三角城市群中具有辐射带动作用的独立综合性节点城市；人口的导入对当地医疗服务需求提出了更高的要求，现有的医疗硬件设施的能级提升将显得更为迫切。

市一医院南部院区将建设成为高难度疾病防治基地、高品质健康管理基地、高等级成果研发基地、高层次人才培育基地、高智能医院实践基地和高质量管理示范基地的"六高基地"。

三、瑞金医院北部院区二期打造智慧医院

瑞金医院北部院区二期位于国家首批试点健康城市——嘉定新城的瑞金医院北部院区一期东面。新增床位600张，为同期开工的各大医院项目中单体最大项目。建成后的瑞金医院北部院区将融合瑞金质子（肿瘤）中心，围绕多学科联合的肿瘤医学中心、特色鲜明的创伤诊疗中心、专业高效的危重症救治中心、全球领先的心脏医学中心、节点城市的妇幼医学中心等五大中心，以及技术先进的医学影像研究院、人才摇篮的医学技术学院两个研究院进行规划和布局。同时以患者为中心，运用互联网＋、物联网＋、医疗大数据等技术，采用智能化物流系统，实现建筑智能化、装备智能化、诊疗智能化、管理智能化。

瑞金医院北部院区二期项目建设将作为瑞金医院实现"全球未来新技术缔造者及策源地、国家全生命周期健康服务示范地、上海公共卫生应急和灾害救援地、社会亟需医卫健康从业者培训地"四大功能定位的重要组成部分。

261

四、六院临港院区将打造高水平区域医疗中心建设

上海市第六人民医院临港院区二期扩建项目将新建科教综合楼、医疗综合楼、地下车库、地下一等民防中心医院的人防医疗工程、直升机停机坪及相关配套设施，建成后将为人民群众提供新增600张床位的医疗服务。

作为目前唯一坐落于中国（上海）自贸区临港新片区内的三级甲等综合医疗机构。六院临港院区将通过高水平区域医疗中心的建设，重点打造妇儿、急诊急救学科，危重孕产妇抢救中心、危重儿科抢救中心，以及急性创伤、脑卒中和胸痛救治中心。同时，对接临港新片区生物医药产业发展，打造高标准医学转化平台，与徐汇院区共同推进国家级平台建设。

六院将进一步为周边百姓提供慢病管理，针对常见病及多发病，组建专家讲师团，下沉周边社区。同时，六院也将积极推动"六院—临港"紧密型健康联合体建设，整合芦潮港、泥城、书院、万祥和四团镇平安等5家社区卫生服务中心的医疗卫生资源，创新健康管理、医联体运行管理和分级诊疗。

五、中山医院青浦新城院区全面支持青浦新城成为长三角数字医疗枢纽

复旦大学附属中山医院青浦新城院区工程是落实国家《长三角一体化发展规划纲要》与上海市委市政府关于上海市"五个新城"建设发展的战略政策，是中山医院在"十四五"期间积极创建国家医学中心项目的重要建设任务之一。

青浦新城院区作为服务新城、辐射区域、特色明显的高质量医疗卫生机构，有助于完善全市医疗资源的空间布局和梯度配置，推动优质医疗资源扩容下沉，加快新城医疗卫生资源补短板、增功能、提能级。将

设置 1200 张床位，主要建设内容包括急救中心（胸痛中心、卒中中心、创伤中心）、门诊大楼、住院大楼、国际交流合作中心、教学中心（实训基地）、科研中心、MDT 多学科诊疗体系、先进的智能保障系统、职能服务科室和院内生活等空间，并将 5G+AI 系统技术应用于医教研，建设国际一流的功能化、人性化、智能化的研究型医院。青浦新城院区工程规划建设面积约 26.8 万平方米，工程一次规划、一次设计、分期实施，其中一期工程建设 600 张床位，建筑面积近 19 万平方米，同时按批复的 1200 个床位一次性建设预留门诊、医技、机电设备等空间，充分体现医疗流程、空间布局的整体性。

图书在版编目(CIP)数据

健康上海绿皮书.2022/王玉梅,杨雄主编. —上
海:上海人民出版社,2022
ISBN 978 - 7 - 208 - 17730 - 7

Ⅰ.①健… Ⅱ.①王… ②杨… Ⅲ.①医疗保健事业
-研究报告-上海- 2022 Ⅳ.①R199.2

中国版本图书馆 CIP 数据核字(2022)第 160371 号

责任编辑 罗俊华
封面设计 夏 芳

健康上海绿皮书(2022)
王玉梅 杨 雄 主编

出 版 上海人民出版社
        (201101 上海市闵行区号景路 159 弄 C 座)
发 行 上海人民出版社发行中心
印 刷 江阴市机关印刷服务有限公司
开 本 720×1000 1/16
印 张 17
插 页 4
字 数 214,000
版 次 2022 年 9 月第 1 版
印 次 2022 年 9 月第 1 次印刷
ISBN 978 - 7 - 208 - 17730 - 7/R · 70
定 价 78.00 元